アーユルヴェーダが教える
せかいいち心地よい こころとからだの磨き方

アカリ・リッピー

三笠書房

はじめに：自分の心と体のトリセツを知って、自分をもっと好きになる。

「情報が溢れる中、どれが本当に自分に必要な情報なのかわからない」
「自分の心と体が本当に欲しているものが知りたい」
「ダイエットにエステ……頑張って自分磨きをしているのに効果はイマイチ……私は変われないのかも？」

このようなことを考えたことはないでしょうか？

私は、東洋医学の一つ、インド発祥の伝統医療であるアーユルヴェーダのセラピストをしています。

アーユルヴェーダとは、約５０００年前から人々の肉体・精神・魂を癒やしてきた医学であり、健康増進法です。現在でも本場のインドやスリランカでは政府から医学と認められ、公的保険も適用されます。

最近は、インドやスリランカだけでなく、アメリカやヨーロッパでも、アーユルヴェーダは効果的なホリスティック医学（人間を体・心・気・霊性と全体からなるものと捉え、自然治癒力を高め、生命が本来持っている力で病気を癒すことを目的とする医学）として近年、特に注目されています。

日本では、残念ながらまだ医学として認められていませんが、マッサージやビューティーセラピーとして人気を集めています。

そんなアーユルヴェーダと私が出会ったのは、大手のＩＴ企業で営業をしていた頃。かつては今より13キロも太っていましたし、低体温で、便秘がち。下半身太りで上半身は肉がつかない。そんなコンプレックスをどうにかしようと、あらゆる健康法・運動法・食事法・マッサージ法を試しました。でも、なかなか期待通りの成果が出ない……。

「教わった通りにやっているのに、何で私は変われないんだろう……」。そんな疑問を抱えながら、常に最新の美容法やダイエット法を試しては落ち込み、常にモヤモヤを抱えていました。

そんな時に、ある1冊の本に出会います。それが、アーユルヴェーダでした。

私は「結果が早く出て」「無駄がない」ものが大好きなのですが、アーユルヴェーダはまさに、「効率的な」健康法だったのです。

なぜ効率的なのか？　そのカギは、アーユルヴェーダの非常に重要な考え方にあります。

それは、**個人一人ひとりの体質に合わせ、最も効果的なアプローチをする**というものです。食べ物も生活習慣もアーユルヴェーダはその人に合ったものを提案します。

植物を育てたことがある人はわかると思いますが、植物はその種類によって、水やりの量や頻度が異なります。実は、これは人間も同じです。

本来、個人によって、必要な水の量や食事の量・種類が異なります。なのに、多くの健康法は「水を2リットル飲むと良い」とか「納豆を食べると良い」とか、一つの健康法がすべての人に当てはまるような言い方をしています。その結果、変わる人もいれば、なかなか変われない人も多くいます。

その人に合った方法を推奨しているわけではないので、これは当たり前の結果です。

今はわかります。当時、健康に良いと思って、一生懸命、毎朝食べていたものが、自分の体質には合わず、むしろ体内に毒素をつくっていたということを。人それぞれタイプがあり、それに合う生活をしなければ、なりたい自分にはなれない――そのことに気づいてからは、自分の体質に合わないものを一つずつやめて、自分の体質に合うものを一つずつ増やしていきました。

すると、今まで健康に良いと思っていた食べ物が、実は自分に合わないものだったばかりでなく、あんなにお金をかけていたエステも、化粧品も、補正下着も、何もいらないことに気づいたのです。

それからというもの、もっと深く学びたいと思った私は、英国アーユルヴェーダカレッジに入学、卒業後は本場のスリランカへ行き、現地でアーユルヴェーダの医師のもとで働いて経験を重ねました。

現地の生活に根ざしたアーユルヴェーダに触れ、その世界にますます魅了されましたが、同時に、この手法を現代の忙しい日本人にも、もっと取り入れてもらいたいと思うようになり、帰国を決意。帰国後は講座やセミナーで教えるようになりました。

これまで2000人以上の体質診断やカウンセリングをしてきましたが、そこからわかったことは、彼女たちも、私と同じようにたくさんの美容・健康法を試しては、期待していたような結果が出せずに、自信をなくしてしまっているということでした。

しかし、本書で私がお伝えする方法を試していただいたところ、1カ月も経たないうちに、体や心の不調が改善しただけでなく、痩せたり、美肌になったり、お通じが改善したり、抜け毛が減ったり、とあらゆる嬉しい結果が出たのです。

しかも、つらい運動や食事制限はなく、です。


その秘訣は何か？

それは、やはりアーユルヴェーダの基本である、

「外から情報を集めるのではなく、まずは自分のことを知る」ことなのです。

え？　それだけ？　と思う方もいらっしゃるかもしれませんね。でも、本当にそれだけです。

自分のことをちゃんと知っている人は、実はあまり多くありません。というより、そこに目を向けている人が少ない、といったほうが良いかもしれません。

体の反応はそれぞれバラバラなのに、同じものを食べれば、みんな同じ効果が出ると信じて、テレビで「〇〇が良い」と言われると、ついつい買ってしまうということ、ありませんか？

先ほど触れたように、東洋医学、アーユルヴェーダでは、「個人の生まれつきの性質の違い」をとても大切にしています。

私が働いていたスリランカのアーユルヴェーダ専門施設でも、ヨーロッパから訪れた滞在客が口々に言っていたのは、「西洋医療は症状に対して薬を出すが、アーユルヴェーダは同じ症状でも、人によって出す薬を変えていることに驚いた」ということでした。

アーユルヴェーダと西洋医療で大きく異なる点の一つがそこにあります。10人の人がいたとしたら、ある薬が効く人もいれば、むしろ悪化してしまう人もいます。

消化力が強い人もいれば、弱い人もいます。そういった個人の違いを考慮することで、はじめてその人に効果的な治療ができるのです。

つまり、**自分を知ることは、「自分には、今、何が必要なのか」を知ること**なのです。

他人がやって良かったことが必ずしもあなたに合うとは限りません。もしかしたらマイナスの足し算をしていることすらあります。流行っているからと何でも試すなど、外側の情報に頼っていると、どんどん自分の感覚がわからなくなっていきます。

そうでなくても、現代は情報社会。毎日、次々に出てくる新しい情報の波に飲まれ、疲れている方も多いはずです。

忙しい毎日、自分にとって本当に必要なことだけを、丁寧に、余裕を持ってやりたいと思いませんか。

まずは、今やっていることの中で、自分に必要のない無駄なものをやめることから始めましょう。そして日常生活を通して、本来自分が持っている自然治癒力を回復させ、本当に必要なことだけを残す。

すると、さらに自分の「センサー」が磨かれます。

アーユルヴェーダは心も体も整えます。自分の心と体が船だとしたら、どんな環境にあっても、自分の意思で正しく舵《かじ》を取れるようになるはずです。それはこれまでに感じたことのない心地良さです。

本書では、これまで積み重ねてきた悪い生活習慣、人から聞いた話やどこかで読んだ話のような「外からの情報」を1枚ずつ、ぺりぺりと剝《は》がしていき、知識やマインドをリセットしていきます。そして、余分な思考や自分に合わない習慣を手放し、生まれ持った本来の自分の姿に出会い、魅力を開花させていく方法をご紹介していきます。まさに効率の良い、そして世界一心地良い、心と体の磨き方です。

真のあなたはどんな姿なのか、どんな暮らしが心地良く、自分らしく生きることなのかを本書でぜひ見つけてください。そして、自分のことをもっと好きになり、毎日をより楽しく過ごしていただけたら嬉しいです。

アカリ・リッピー

CONTENTS

第2章 「体を整える」―自分を愛するケアをする

第3章 「心を整える」—若返る行動の長寿薬
アーユルヴェーダに学ぶ幸せな生き方

巻末付録

あなたに合った生活習慣がわかる　アーユルヴェーダの体質診断シート

本文デザイン　荻原佐織（PASSAGE）
本文イラスト　谷口シロウ
千坂まこ（株式会社ウエイド）［97,99,101ページ］

第1章　綺麗になる近道は自分を知ることだった！

心と体のバランスが美をつくる

何となく気分が落ちこみ気味だな、元気が出ないな……ということはありませんか？

経済状況や仕事が不安定だったり、また最近は在宅勤務が増えたり、友人との楽しい時間も何となく取りにくいことで、心と体のバランスを崩している方が特に多くなってきました。

19ページのイラストからわかるように、アーユルヴェーダでは、人間の生命は、肉体・精神・感覚器官・魂の4つの柱からなると考え、それらが支え合って生命をつくると考えます。そして、このうちのどれか一つでもバランスを崩すと、他の部分も影響を受けて調子を崩してしまうのです。

加えて、肉体と精神は、それぞれ、エネルギーのバランスによって働きます。

肉体はドーシャと呼ばれる3つの生命エネルギーが働くことで機能しています。

3つの生命エネルギーとは、「空要素・風要素からなるワータ」、「火要素・水要素からなるピッタ」「水要素・土要素からなるカパ」です。

このワータ・ピッタ・カパは、サンスクリット語なのですが、そのままサンスクリット語を使用すると「難しくて覚えられない」という声もよく聞くので、私は、この3つをその特徴から「ワータ（空・風）＝鳥エネルギー」、「ピッタ（火・水）＝虎エネルギー」、「カパ（水・土）＝アザラシエネルギー」と名付けています。

もともと誰しもこの3つのエネルギーは持っており、3つのうちどれか一つ（または2つ）が優勢で、その優勢エネルギーがあなたの体質になります。

ただし、どれか一つでも増え過ぎてしまった場合、体調を崩したり、不調になったりします。肉体はこの3つの生命エネルギーがバランス良く活動していることで元気になります。

あなたのタイプは巻末付録の体質診断シートでチェックできます。どのエネルギーが優位なのか、またどんな体質なのかの解説もありますので、チェックしてみてください。

一方、精神は「サットヴァ（純粋性）」「ラジャス（激性）」「タマス（鈍性）」の3つの性質のどれかに常に行き来しています。そして、天秤のバランスがとれるように、「サットヴァ」の時に、精神が健康に働いていると言えます。

最後は人間の体です。体は、肉体と精神のバランスが取れている時に最も健康な状態となり、「消化力」＝アグニがよく働きます。アグニとはサンスクリット語で「消化力」「消化の炎」のことを指します。

体内でかまどの役割を持つ消化力（アグニ）が働かないと、食べ物をうまく消化吸収できません。食べ物の残りカスが未消化状態となり、「アーマ」と呼ばれる毒素が発生します。この毒素がすべての不調や病気の原因となります。

つまり、心と体が健康で美しくあるためには、4つの柱**「肉体・精神・感覚器官・魂」がすべて健やかであること、そして肉体と精神のバランスが取れていること、加えて、消化力が強くて、毒素がたまっていないこと**、この3つが非常に重要であるということなのです。

Life ～生命バランス～

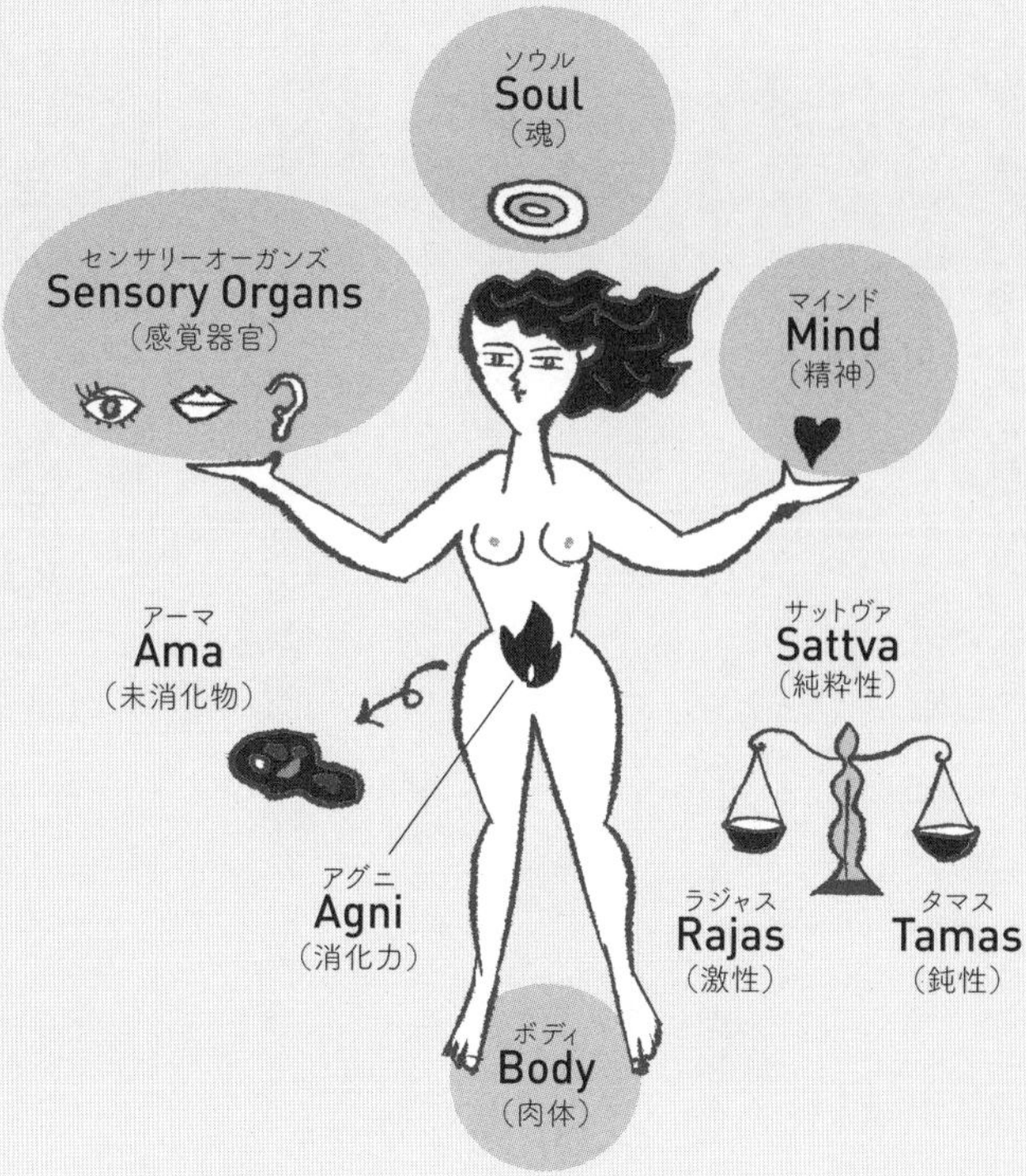
Soul《ソウル》
（魂）
Sensory Organs《センサリーオーガンズ》
（感覚器官）
Mind《マインド》
（精神）
Ama《アーマ》
（未消化物）
Sattva《サットヴァ》
（純粋性）
Agni《アグニ》
（消化力）
Rajas《ラジャス》
（激性）
Tamas《タマス》
（鈍性）
Body《ボディ》
（肉体）

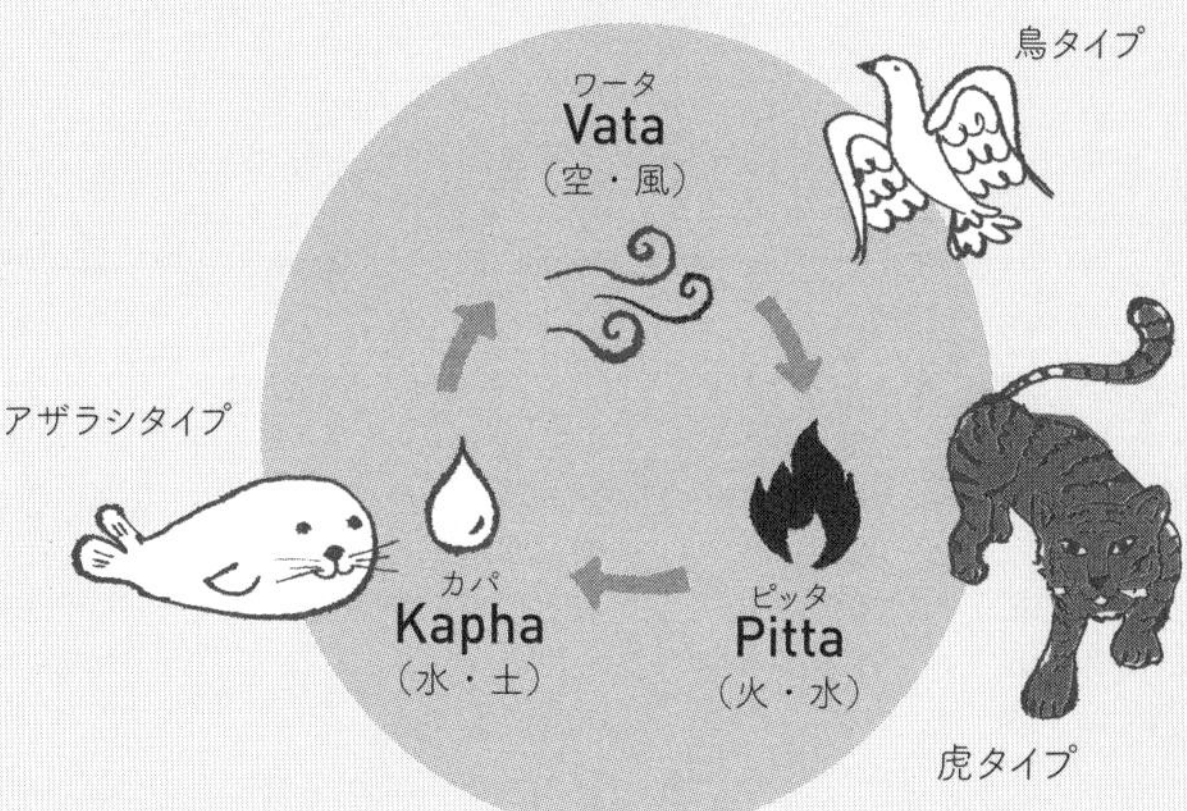
鳥タイプ
Vata《ワータ》
（空・風）
アザラシタイプ
Kapha《カパ》
（水・土）
Pitta《ピッタ》
（火・水）
虎タイプ

自分の体質を知る

よく、「どんな化粧品が良いですか？」「何を食べれば良いですか？」という質問を受けます。

これまでたくさんの化粧品やサプリメントを実際に試して研究してきましたが、必要なのは「何を足すか」ではありません。実は、心と体に必要なのは、**「余分なものを体外へ排泄《はいせつ》すること」**、つまり足し算ではなく引き算なのです。

インドの諺《ことわざ》で「布を染めるにはまず、布を真っ白に洗わなければいけない」という言葉があります。つまり、いくら良い食べ物を摂り、化粧品を使ったとしても体内が汚れていたら効果が出ない、ということです。

「食事には気をつけています」と言う人でも、油断はできません。普段、私たちの体は、想像以上にたくさんの毒素を体内に取り入れています。ジャンクフード、アルコール、受動喫煙の煙に始まり、他にも紫外線、野菜についた農薬、頭上で飛ぶ飛行機から落ちてくる重金属、ブルーライト、大気汚染などなど、私たちの生活は体にストレスになる物質で溢れています。あるいは栄養のある食べ物でも、食べ過ぎれば体は吸収することができないので、消化不良となり、それが毒素になります。そうして体内に侵入したり、体内で発生した毒素は血管に乗って全身を巡り、血管やリンパを詰まらせたり、栄養の吸収を妨げ、健康な体をつくるのを邪魔します。

講座の生徒さんの中には、「教えてもらった健康法を試していたら、化粧品を塗らなくても肌が乾燥しなくなった」という人が多くいます。それは体内の毒素が排泄されることで、食べ物から摂った栄養素が全身を巡り、十分に吸収されたからです。

たとえば、排水溝の奥を掃除したい時に、排水溝に髪の毛が詰まっていたら、洗剤をかけてもなかなか奥には届きませんよね。しかし、髪の毛を取り除けば、奥まで洗剤が届き、綺麗にすることができます。体内も同様です。まず汚れを取り除くことで、栄養が全身に浸透するようになります。

体質改善をしたいなら、まずは、何を足すかではなく、今すでに蓄積してしまった「余分なゴミ」を排泄することが最重要課題なのです。

生まれ持った体質は一人ひとり違う？

アーユルヴェーダには、生まれつきの体質をあらわす**「プラクルティ」**という概念があります。

プラクルティとは「自然」という意味のサンスクリット語ですが、個人の生まれたばかりの「自然な状態」のことを指し、これは生まれた時から死ぬまで変わりません。どんな心や体の性質を持っているかは、プラクルティである程度決まるのです。

巻末付録で詳しく説明しますが、それぞれのタイプによって、合う食べ物も違えば、体質も違います。

たとえば、私は生まれつき肌が敏感で、炎症を起こしやすいピッタ（火）のタイプなのですが、それを知るまでは、肌が綺麗な人のやっている肌ケアを同じようにやれば、綺麗な肌になれるのだと思っていました。

しかし、肌の綺麗な友人が使っている高い化粧品を試しても一向に変わらない……そこでアーユルヴェーダの私のプラクルティに沿った生活をしたところ、ニキビができにくくなり、化粧品を使わなくても肌が潤っている状態になりました。

体型に関しても同じです。ただ闇雲に食事制限をするのではなく、自分の性質に合っているものを食べることで、むくみが取れ、顔や体がすっきりしました。まさに、自分に合った方法をコツコツやっていけば確実に効果が出る、と実感しました。

最近では遺伝子検査キットを使えば、自分が太りやすいのか、痩せやすいのか、どんな食べ物を食べると太りやすいか、どんな病気になりやすいか、などが調べられます。

アーユルヴェーダのプラクルティは、遺伝子情報だと考えると理解しやすいかもしれません。

綺麗な人は、生まれつきの性質が他の人より優れている？

プラクルティは生まれた時から死ぬまで変わりません。

そう話すと、「じゃあ、痩せやすさや、肌の美しさは生まれつきのもので、そういう性質を持って生まれてこなかった私は諦めるしかないの？」と思う方もいらっしゃるかもしれません。

もちろん、そんなことはありません。もう一つとても重要な概念をお伝えします。

先ほど、プラクルティは遺伝子情報の概念に似ていて、生まれつきなりやすい病気や不調はずっと変わらない、とお伝えしましたが、実際は、人の体型やアレルギー症状、病気が発症するかどうかは、努力である程度変えられます。

遺伝的な要因による人の性格・体型、そして病気の発症のリスクは3割と言われています。つまり、残りの7割は後天的に身につけた生活習慣や普段口にしているもの、年齢による変化など、生まれた後の過ごし方によるものなのです。

サンスクリット語ではこの後天的に身につけた心身の状態を、「異常」という意味の**「ヴィクルティ」**という言葉であらわします。この本では覚えやすくするために「悪習慣」ということにします。

美しく、健康に、若々しく生きるためには、自分のタイプを知り、自分の生まれつきの性質（プラクルティ）を知ること、そして、悪習慣（ヴィクルティ）を改善していくという、２つのアプローチが必要なのです。

食事改善が成功しない理由

「個人の体質に合った方法を取り入れることができる」というのが、アーユルヴェーダの強みですが、もう一つ注意すべきことがあります。それは**「頭で考えない」**ということです。

巷《ちまた》には多くの健康法やダイエット法があります。誰もが簡単に成功するのであれば良いのですが、成功する方はごく一部と言ってもいいでしょう。

健康法の根本的な問題は、人々が「情報を得る」ことにばかり気が向いていて、

「自分の感覚」に目を向けていないことです。

専門家の意見、メディアの情報、カロリー計算、健康食品やダイエット食品……これらの情報に依存して、食べるものを頭で考えてばかりいると、たとえそれが自分に合っていないものでも、間違いに気づくことができません。

アーユルヴェーダは細かいことを計算したり、覚えたりするものではありません。むしろ、その逆で自分の肉体、精神、感覚器官などの反応や変化を観察し、その判断に頼ることが必要です。

なぜかというと、**私たちの体は自然の一部、自然が常に変化するように、私たちの体も常に変化しているから**です。

体の状態が、季節や年齢、体調によって変化しているのに、体の声を聞かずに頭で考えて、「これを食べるべき」「あれは食べてはいけない」と決めつけると、「今、自分に本当に必要なもの」が選べなくなってしまいます。

野生の感覚を取り戻そう！

インドの象使いは、象が病気になると、森に連れて行くそうです。なぜなら、象はそこで必要な薬草や植物、抗生物質を含む粘土を自分で探して食べるからです。同様に、多くの野生動物も、不調や病気になった時には、自分で自然の中から必要な植物を見つけて食べます。

本来、人間にもこのような能力があります。最近は漢方薬を飲む方も多いと思いますが、「病気が治るにつれ、だんだん味がまずくなって飲めなくなった」という声をよく聞きます。これも不足していた栄養が十分に摂れたからと言えるでしょう。

このように本来、生物は、自分にとって良いものと悪いものを、味覚や香りで自然に識別できるはずなのです。

しかし、現代ではジャンクフードや添加物まみれのお弁当やお惣菜、たくさんの揚げ物やお酒など、どう考えても体には良くなさそうなものを多く食べています。

手軽で、中毒性のあるこれらのものを食べ続けることは、本来持っている正常な味覚センサーを壊してしまうことにつながると私は思います。

美と健康は思い込みの習慣を知ることから始まる

サンスクリット語で、「**プラーギャパラーダ**」という言葉があります。

プラーギャ＝知性、パラーダ＝乱れという意味で、**プラーギャパラーダとは「知性の乱れ」という意味**です。

さらに詳しく説明すると、アーユルヴェーダの根底にあるインド哲学では、人間はもともと、生まれる前から、宇宙の真理や法則をすべて知っていると考えます。これがプラーギャ＝知性です。

人は考えれば考えるほど、求めていた答えから遠ざかっていきます。年を重ねるごとに、もともと知っていた叡智《えいち》がわからなくなってしまうのが、知性の乱れ、プラーギャパラーダです。

たとえば、20歳になってはじめてお酒を飲んだ時にはおいしくないと思ったのに、まわりに合わせて飲むうちに、だんだんおいしく感じるようになったということはありませんか。

これはもともと「お酒は自分の体に必要ない」と知っていて、味を受けつけなかったのに、まわりが飲んでいるからきっとこれはおいしいものなんだ、と思うようになり、本来、体が受けつけなかった味を欲するように変わってしまう、ということをあらわします。

また、子供時代に、もうお腹いっぱいなのに、親から「食べ物は残しちゃいけない」と言われて、無理やり食べるようになり、本当の満腹感がわからなくなっていくということもプラーギャパラーダと言えるかもしれません。

私自身、友人が朝食にヨーグルトを食べているのを見て、何となく自分もヨーグルトを食べていたことがありました。

実際は、私の体に朝のヨーグルトは消化に重すぎるし、体も冷えるので、合っていませんでした。今では食べるとしたら日中に食べています。

このように、日常生活の中には、商品の広告や大衆の意見で**「自分の体にとって良いものと思い込んでいる習慣」がたくさんある**のです。

知性の乱れ（プラーギャパラーダ）は食べ方だけでなく、人生全般においても影響します。

たとえば、「自分のやりたいことがわからない」という人がよくいます。でも実際は、本当はやりたいことがあったのに、収入や世間体、親や友人からの意見を聞いて、「こういう仕事につかないといけない」「安定した仕事について稼がないといけない」などの価値観を植えつけられ、本当に自分がやりたかったことが見えなくなっているケースがほとんどです。

そうして実際に本当にやりたいことを諦めたり、やりたいことを我慢するようになると、いよいよ、自分が何がしたいのか完全に見失ってしまうのです。

あなたの欲求は、本当の欲求ではない

自分に必要なものがわからなくなる、という「知性の乱れ」は、実は脳の仕組みにあります。

「脳疲労」という言葉をご存知でしょうか。

仕事や家事で大忙し、１日が終わるとドッと疲れが出るのと同じように、私たちの脳も疲労が蓄積しています。そして、この脳疲労が「自分にとって何が合っているのかわからない」「お腹が減っていないのに、なぜか何かを食べたくなる」という原因となっているのです。

少し、脳の話をします。脳は大きく3つのパートに分けられます。一つは大脳新皮

質。大脳新皮質は、人間の脳、理性の脳とも呼ばれていて、五感から得た情報を使って分析する役割を持っています。

つまり、大脳新皮質は知性を使って、「今は働かないと、仕事が終わらないぞ」とか「ダイエット中だから、これは食べてはいけない」と、理性的な判断をして、その情報を間脳に送ります（間脳については後で説明します）。

大脳新皮質には「新」とついていますが、これにもちゃんと理由があります。これは人類の発展段階で「新たに」つくられた理性的な判断をする部分の脳なので、「新」とついているのです。

一方で、人間が理性的な脳を発達させる以前からある、いわゆる大脳「旧」皮質（大脳辺縁系）という部分があります。

大脳旧皮質は、本能の脳、動物の脳とも呼ばれていて、「食べたい」「寝たい」などの動物の本能的な欲求を司《つかさど》ります。そしてこの人間の脳＝大脳新皮質と動物の脳＝大脳旧皮質の、間に立って橋渡しをするのが間脳と言われる部分です。文字通り、大脳新皮質と大脳旧皮質の「間」に立って、両方から刺激を受けています。

大脳新皮質からは「○○してはいけない」「××しなければいけない」という指令が来て、大脳旧皮質は「○○したい」と指令を出します。それぞれの刺激を理性によって判断しているのですが、あまりに情報が多いと、2つの間にある間脳は、どちらの指令に従えば良いかわからなくなり、混乱して疲弊します。

これが「脳疲労」の正体です。間脳には食欲を司る「食欲中枢」や、自律神経を司る「自律神経中枢」があります。

自律神経には、交感神経と副交感神経があり、この2つがバランス良く働くことで、消化・代謝・排泄などの機能が正常に行われます。

自律神経が乱れると、自律神経がコントロールしている排泄機能や消化機能が異常になり、排泄や消化にも問題が生じます。

それだけではありません。間脳は五感を司る中枢です。

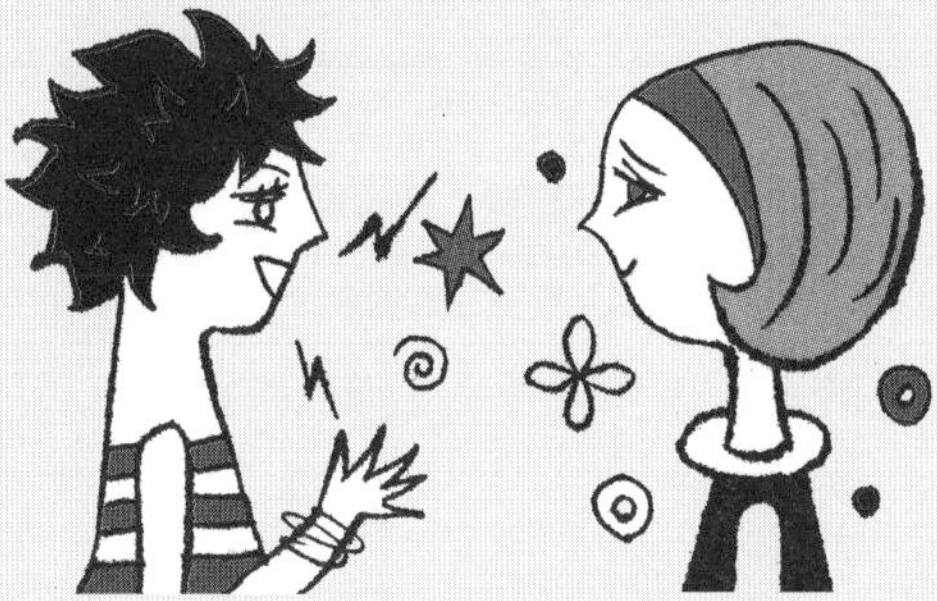

つまり、脳疲労が起こると五感異常が発生します。

五感の中でも特に、食生活にかかわるのが味覚異常です。脳疲労によって味覚が狂うと、甘いものをたくさん食べないと、甘くておいしいと思わなくなったり、刺激の強い味を好むようになります。

また、食欲中枢が正常に機能しなくなり、いくら食べてもお腹が減ったりします。


この脳疲労が「つい、体に悪いジャンクフードを欲してしまう」「お腹いっぱいなのについ食べてしまう」という行動異常の正体なのです。

ダイエットの大敵、ストレスからくる「ドカ食い」は、過剰なストレスが脳疲労を引き起こし、その結果、五感異常や満腹中枢の機能低下が起こり、過食に陥る……という仕組みなのです。

ダイエットが成功しない本当の理由

ここで、注目してほしいのは、いわゆるダイエットは「糖質制限」「カロリー制限」「激しい運動の強要」と、ストレスになるものが多い、ということです。

脳疲労は、「しなければいけない」と「したくない」の葛藤から生じます。つまり、大きな我慢が必要なダイエット法は、常に脳疲労による味覚異常や食欲異常との戦いとセットであるということです。それでは、リバウンドするのは目に見えています。

だからこそ、自分が心地良い方法でダイエット法や健康法を取り入れなければいけません。

アーユルヴェーダの方法にチャレンジした人からは、「やることはいろいろあったけど、気持ちが良いから自然に続けられた」とよく言われます。

我慢ではなく、ストレスを取り除きながら、自分の性質に合った生活習慣を取り入れることが、アーユルヴェーダ的な美容・健康法です。

毒素をためない人は、何をすれば毒素がたまるか知っている

体質は一人ひとり異なること、自分のタイプ、体質に合った方法で、心と体を磨く重要性をお話ししてきました。

毒素をためにくい食習慣・生活習慣、そして毒素のリセット方法を知っていれば、不調になりにくく、いつまでも健康でクリーンな心身でいられます。

また、心と体にストレスをためないということは、脳疲労をリセットし、そもそも自分には何が必要なのか、自分の内なる声を聞きやすくなることにつながります。

自分の性質に合った食事を摂れば、体調は整い、五感も鋭くなります。体に悪い化学添加物や酸化した油などの味に敏感になり、おいしいと感じなくなれば、自然とピュアでクリーンな体内に戻っていきます。

さぁ、次章から、体を整えるアーユルヴェーダケアを始めていきましょう。

第２章　「体を整える」——自分を愛するケアをする

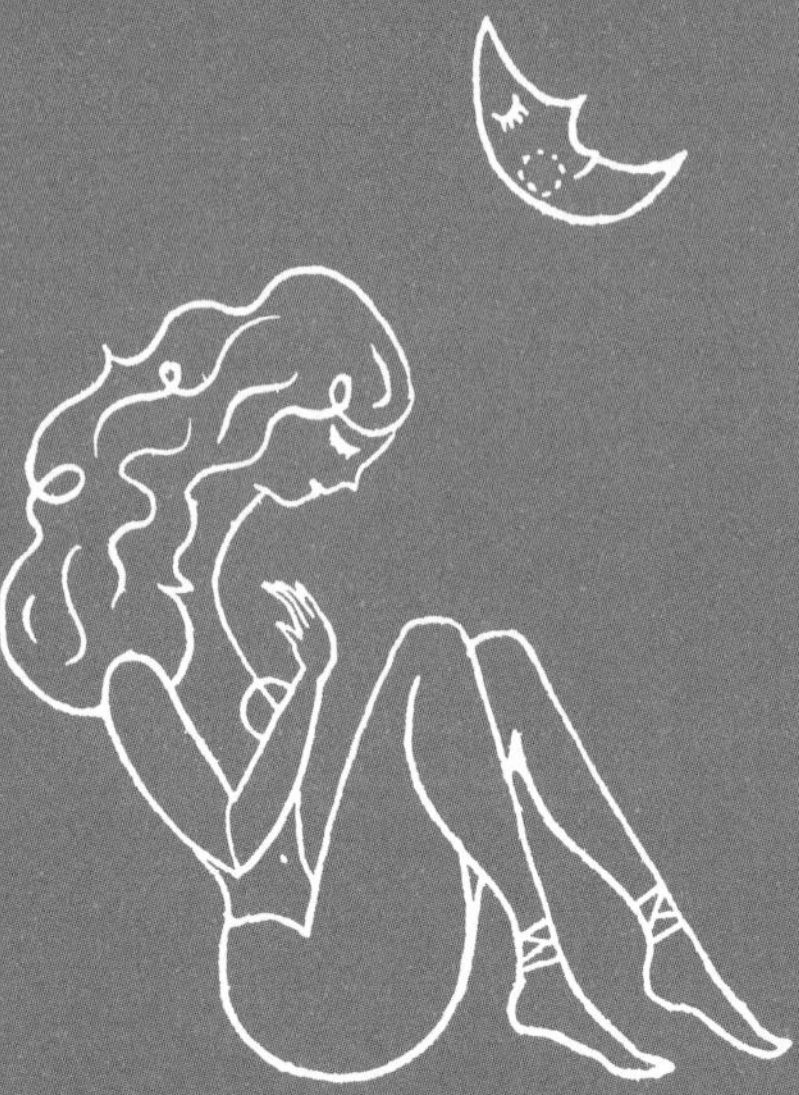

他人の過ち、
他人のしたこと、しなかったことを
気にするな。
ただ、自分のしたこと、
しなかったことだけを見よ

ブッダ

幸福になる唯一の道は、自分自身を純化し、満たすこと

私が普段、相談を受ける方の多くが、お仕事をされていたり、お子さんがいらっしゃったり、普段自分の時間がほとんど取れないくらい忙しい女性です。

彼女たちには圧倒的に不足しているものがあります。それは、**「自分の心や体〝だけ〟と向き合う時間」**です。

女性の脳はマルチタスクが得意、なんて言われますが、本当に四六時中、２つも３つも同時にやりながら生活している人がほとんどです。

朝、目が覚めると１日の仕事のスケジュールが頭に浮かび、やらなければいけないTODOリストにプレッシャーを感じながら、朝食を摂り、メイクをして、家事、仕事、子育てと、眠るまで常に〝自分以外の誰か〟のために必死に働きながら生活しています。そんな日々が何年も続くと、どんなにやりがいのある仕事でも、どんなにかわいい我が子がそばにいても「私は何のために生きているんだろう……毎日、追われ

るように生きていて、私はこれで幸せなんだろうか？」と、思ってしまうのも無理がありません。

私がお伝えしているアーユルヴェーダのセルフケアが、働く女性に特に喜んでもらえる理由は、2つあると思います。

一つは、**スキマ時間にできて、確実にデトックス（排毒）ができるから。**

多くの方法が「ながら」でできてしまうので、忙しい日々でも無理なく続けられます。そしてもう一つの理由は、ケアをすること自体が、**自分の心や体〝だけ〟と向き合う、瞑想のような時間になるから**だと思います。五感を集中させて自分の体に触れると、体の深いところから癒やされるような愛情を感じます。

男女問わず、大人になると、子供時代に受けていたような愛情を誰かから受ける機会が少なくなりますが、1日1回でも、週に1回でも、自分の肌に触れてなでてあげると、忙しい日々で忘れていた自分という存在の愛おしさを思い出してもらえるようです。

まわりの人のためにも、まず自分を満たすこと

セルフケアの重要性をお伝えすると、「そんな時間なんてありません」と、言われてしまうこともあります。確かにお仕事の状況や子供の年齢、パートナーのサポート具合によって、本当に時間が取れないケースもあると思います。それでも、普段、仕事のため、家族のために頑張っている人ほど、セルフケアの時間を少しでも取ってほしいというのが私の本音です。なぜなら、自分が満たされると、もっとまわりに優しくできたり、食事などへの気配りもでき、免疫力が高まって病気になりにくくなるからです。余裕ができて仕事のパフォーマンスが高まることも多く、「結果的にやって良かった」と言ってもらえることもあります。

自分の外見を磨き、内面をデトックスして健康美を手に入れると、自信もつき、明るくなります。すると仕事での評価が上がったり、家庭内の雰囲気も良くなることで家族も喜んでくれるなど、かけた時間の何倍もの良いことが得られます。

外見と体内、そして心を一度にケアする

自分の大事な人のためにも自分を満たすこと。そして内側から溢れ出る〝美〟を育てること。アーユルヴェーダにはそのためのトリートメントがあります。そしてそれは、3つの面から美しさを育てていきます。

一つ目は**「外見」の美しさ**。これから紹介するケアを行うことによって、肌は潤い、髪は艶やかに、むくみが取れて筋肉にハリが出るという若々しさが手に入ります。

2つ目は**「体内」の美しさ**です。化粧品やサプリメントの効果がなかなか出ない理由として、最も多いのが、そもそもの体内環境が乱れていて、栄養がうまく吸収されていなかったり、血流が悪いということがあります。

その点、アーユルヴェーダの美容法は、食事法やマッサージ、生活習慣と、多角的にアプローチできます。内側からケアすることで、女性ホルモンを安定させるだけで

なく、血流を良くして、細胞年齢を若返らせます。また、これが体内のデトックスにもつながり、続けていくことで健康増進にもなります。

3つ目は**「心」の美しさ**です。本当に美しい人とは、外見だけでなく心が美しい人、というのは世界共通の考えだと思います。実際に、人間関係が良好で、今の環境に感謝できる人は、ストレスを感じることが少ないようです。

ストレスは美容の大敵！心の美しさと外見の美しさが関連しているというのは、おわかりいただけると思います。

アーユルヴェーダの美容法は、高価な美容液を塗ったり、サプリメントを飲んだりするだけでなく、どんな言葉を使うか、人とどう接するか、という哲学も含んでいます。次ページから普段の生活に取り入れていただきたい、10のリセット法をまとめますので、ぜひ実践してみてください。

アーユルヴェーダ式

1. 早起きで落ち着いた
精神を手に入れる

2. 少女みたいな
ピンクの舌を目指せ！

3. 便秘・冷え・肌の
くすみを解消する
朝一番の白《さ》湯《ゆ》

4. 病気・口臭・
ほうれい線を防ぐ
オイルうがい

5. 朝の換気で、
部屋の運気をアップ

10のリセット

6.　朝に体を動かすと、
かたまっていた思考と
詰まりがリセットされる

7.　鼻うがいで思考力スッキリ！

8.　ごま油マッサージで
大抵の悩みは解決する

9.　お風呂は１日の疲れと
汚れを取る
お清めスポット

10.　祈りが
永遠の若さの秘訣

アーユルヴェーダ式
リセット①

早起きで落ち着いた精神を手に入れる

早起きのメリットは、いろいろなところで言われていますが、アーユルヴェーダでも「早起き」を勧めています。

受講生から受ける健康相談で、私がよく言うことがあります。それは、「その不調は病気じゃないですよ。早起きすれば治ります！」ということ。

たとえば、消化不良で、朝起きた時のお腹が張った感じがつらい、という悩みがあったとしましょう。この場合、朝起きる時間が遅いと代謝が低くなるので消化が悪くなります。これだけではありません。貧血や日中の眠気も、大抵は睡眠の質が悪いだけだったりします。

近年、睡眠への関心は高く、書店でも睡眠に関する本が、目立つ位置に並べられています。

アーユルヴェーダでも、当然、睡眠を重視しているのですが、それは、ただ睡眠時間を確保すれば良い、という話ではありません。

アーユルヴェーダでは「起きる時間」、つまり、早起きを重視します。アーユルヴェーダの古典によると、日の出の1時間半前を **「ブラフマムフルタ」** と言い、「健康に生き、人生を良きものにしようと願う者、この時間（ブラフマムフルタ）に起きるべし」と書いてあります。

しかし、日の出の1時間半前というと、春や夏だと午前3時くらい、すぐに実行するのはなかなか難しいですよね。

そこで、私のお勧めは **「まずは6時に起きてみる」こと** です。実は、アーユルヴェーダでは時間帯によって宇宙と地球を取り巻くエネルギーの質が変わると考えており、午前6時以降に起きると体が重く、眠気が残ると考えられています。

ここで早起きのポイントです。早起きをするためには「まず前日に早く寝ないといけない」とよく言われますが、実際は逆です。

私たちが眠くなる時、メラトニンという「睡眠ホルモン」とも呼ばれる脳内物質が発生します。このメラトニン、朝目覚めてからおよそ15〜16時間後に最大量発生する、というタイマーのような特徴があります。つまり、**早く起きないと、早く眠くならないのです！**

また、この睡眠ホルモン「メラトニン」の材料となるセロトニンという神経伝達物質は、朝に日光を浴びると活性化するという特徴があります。

つまり早起きして、朝の太陽の光をたっぷり浴びて、セロトニンを分泌することで、そのセロトニンが夜になるとメラトニンに変化して、眠くなるのです。

もちろん曇りの日でも日光は差しているので、同様の効果を得ることができます。

さらに、歴史上の偉人や大手企業の経営者には早起きをする人が多いですが、午前6〜8時の時間帯は、「まわりから連絡が入ったり、邪魔が入ったりすることが最も少ない時間帯」と言われています。早起きをすることで、誰にも邪魔されずに自分の時間を持つことができるので、生活の充足感が得られるようになります。

私もアーユルヴェーダに出会う前は、朝8時頃に起きて、バタバタと朝を過ごしていたのですが、そこから習慣を変え、今では朝5時30分に起きるようになりました。以前と比べると、毎朝2時間30分ほど自由な時間が増えたので、その間に自分がやりたい勉強や、情報発信をしています。受講生の中でもお子さんがいる方は１日15分でも子供より早く起きて、自分の時間をつくっていると聞きます。

朝に時間の余裕があると、その日１日の過ごし方がまったく変わってきます。早起きが苦手な人こそ、ぜひ試していただきたいと思います。

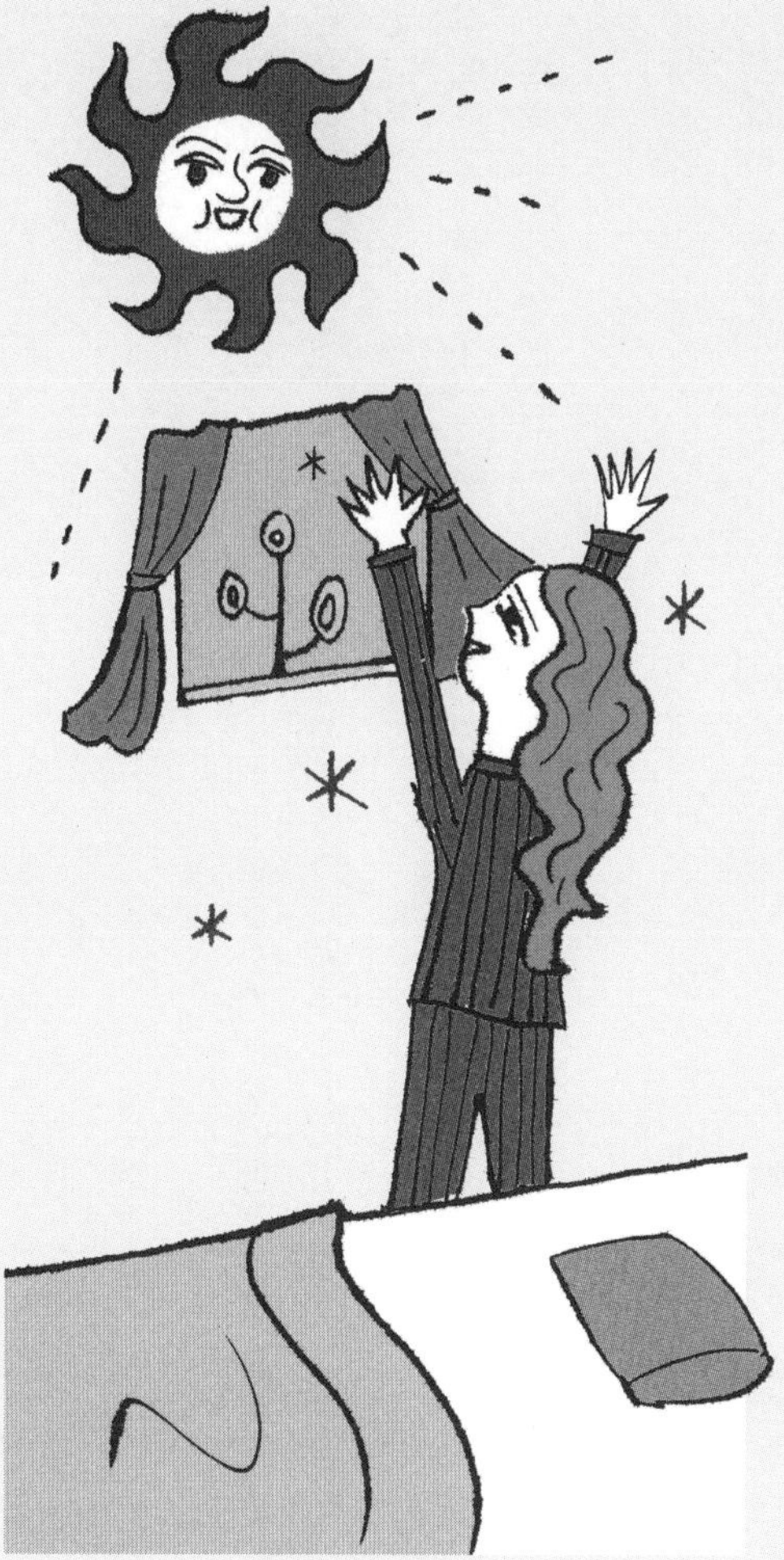

早起きのコツ

目は覚めるものの二度寝をしてしまって早起きができないという方も多いようです。目覚まし時計が鳴って起きた時に「あと5分は寝ても大丈夫かな？」と自分に相談していませんか？

早起きする時の脳内会議はほぼ間違いなく「まだ起きなくても良い理由」を探すので、起きるか、起きないかを考えた時点で起きないことは決まっているようなものです。

では、どうするかというと、「思考をはさまずに体をベッドから出すこと」です。目覚まし時計が鳴ったら何も考えず、とにかくベッドから体を起こして立つこと。それが一番効果的だと思います。

「それだけ？」と思うかもしれませんが、早起きが苦手な人は、だいたいこの「思考を挟まずに体をベッドから出す」ことを実践すると、起きられるようになります。

そしてベッドから出たら窓まで歩いて、カーテンを開け、可能であれば窓も開けて朝の光と風を体で感じます。すると、自然に目が冴えてきます。

アーユルヴェーダ式
リセット②

少女みたいなピンクの舌を目指せ！

体質改善がうまくいかない理由として、最も大きいのが、本来は排泄されるべきだった毒素が、排泄されきらずに体内に残ってしまうことです。

「排泄」というと、排便や排尿を思い浮かべると思いますが、体のある部分も毒素を毎朝、体外へ出しています。そのある部分とは**「舌」**です！

自分の舌を鏡で観察したことはありますか？　もし見たことがなければ、今、鏡で見てみてください。舌についている白っぽい汚れを舌苔《ぜったい》と言いますが、舌苔が多くたまっている時は、消化管の中に**「体内で消化がうまくいかずに残った毒素」**があることを示しています。

私たちが寝ている間、体は体内の大掃除をしてくれています。その日に食べたものを、栄養と排泄物に分け、排泄物は体外へ出す準備をして、栄養は吸収され、血管を通り全身へ運ばれます。その時に、消化不良で排泄されずに体内に残った毒素が、翌朝、舌苔として舌の上にあらわれるのです。

アーユルヴェーダ医師の問診では、患者さんに「舌を見せてください」と聞きます。なぜなら、舌は消化器官の状態を写す「鏡」だからです。

舌の奥のほうなら大腸の問題なので、便秘を解消するために食物繊維を摂り、水分をよく摂り、食後にゆっくり休む時間を取ると良いでしょう。

舌の中央のほうに汚れがたまっているなら、胃と小腸の問題なので、食べ過ぎや消化不良を起こしているかもしれません。食事の量を抑えたり、白湯を飲んで臓器を温めると良いでしょう。

また、色でも健康状態がわかります。普通の健康な人の舌は薄く白い舌苔が舌を覆って舌の色が透けて見えています。舌苔は老廃物ではありますが、粘膜を保護する役割もあるので、白い舌苔が薄くあるのは、むしろ健康な証拠なので大丈夫です。

逆に、舌苔がまったくないという場合は、抵抗力が落ち、全身が衰弱している危険があります。

そして、舌苔が黄色い場合は胃腸が弱っています。脂っこい物の食べ過ぎで胃がもたれているかもしれません。

舌苔が黒ずんでいる場合は、全身の体力が極度に落ち、免疫力が下がっています。

そして、舌苔ではなく、舌全体が白っぽい場合は、体の血流が悪いサインです。

本来、舌はピンクっぽい色をしているので、舌自体が白っぽい場合は、冷えや貧血で血流が悪くなっています。そして舌自体が赤すぎる場合は体に水分が足りていない可能性があります。カロリーの高い食事やアルコールの摂り過ぎで、血液がドロドロになっている恐れがあります。

舌自体が紫っぽい場合、それも血液ドロドロのシグナルです。血液に悪玉コレステロールがたまっている可能性があります。

自分で判断するのは難しくても、毒素を排泄しきるために、日々、舌の上に浮かんできた毒素を取ることが重要です。

ぜひ次にご紹介する「舌磨き」を毎日の習慣にしてください。

舌磨きのコツ

朝、起きたばかりの舌は、前日に体内に入った体中の毒素が浮いてきている状態。ですので、**舌磨きは朝一番に行います。**

まず、朝起きたら一番に「口の中の感覚」に意識を向けてみてください。唾液がネバネバしたり、口臭がしたり、あるいは口が乾いていたり、唾液に嫌な味がしたら、前日に食べたものの消化がうまくいっていない証拠です。そこで、朝一番の白湯《さゆ》を飲む(次項で説明)前に、舌のケアをします。つまり、舌の表面にある舌苔を取り除きます。

取り除く道具は、いくつかありますが、**「タングスクレーパー」**という、舌の表面を掃除する特別な道具があります。オンラインで1000円以下から販売されているので、一つ買ってみると良いと思います。銅製、鉄製、プラスチック製などいろいろな素材のものがありますが、どれでもかまいません。傷がつきにくく、金属の劣化も少ないので、鉄をお勧めする人も多いです(私は銅製を使っています)。それを使い、優しく、舌の表面を滑らせて、表面に浮いた舌苔を3~4回、こすり取ります。

３、４回取ってもまだ汚れがたくさん出る場合は、汚れがあまり取れなくなるまで繰り返します。この時、**強くこするのは絶対にやめてください**。万が一、舌が傷つくと、そこから雑菌が入ってしまいます。舌苔をある程度取りきったら、軽く口をゆすいで終了です。１分もかからないので、毎朝できると思います。

タングスクレーパーがなければ、大きめのスプーンをひっくり返して、スプーンのくぼんでいる側でこすりとっても良いです。あるいは、自分の指でもかまいません。

いずれにせよ、注意点は「強くこすらないこと」。優しく、なでるようにこするだけで十分です。とても簡単ですが、デトックスに非常に効果的で、口臭予防にもなります。続けていくと、だんだん、朝起きた時の舌苔の量が少なくなるのを感じたり、食べ過ぎた翌日は、真っ白で粘っこい舌苔がたくさん出ていることに気づくと思います。

こうして、毎日、前日にたまった毒素を出しきり、まっさらでクリーンな体と心で１日をスタートさせることが、免疫力の高い、若々しい体をつくるための近道です。

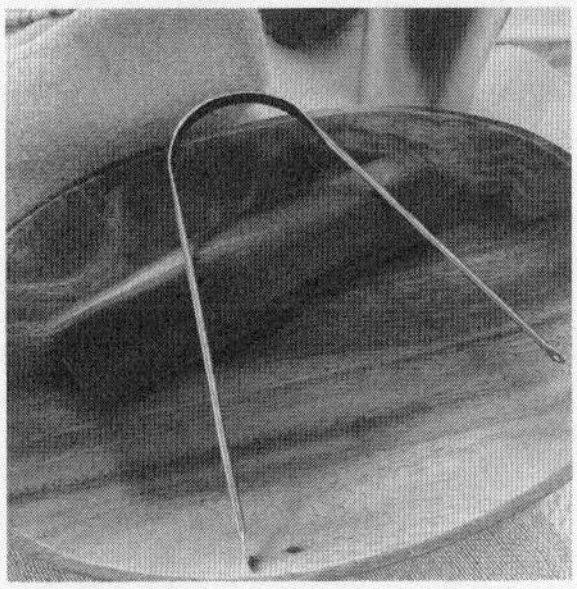

タングスクレーパー
（株式会社 Bridge & Sun）

アーユルヴェーダ式
リセット③

便秘・冷え・肌のくすみを解消する朝一番の白湯《さゆ》

自然治癒力を高め、病気になりにくい、**免疫力の高い体をつくる第一歩は「体を温めること」**にあります。

そもそも免疫力とは、体の外から侵入した細菌やウイルスを退治したり、体内で発生したがん細胞を倒す、体のボディーガードのようなものですが、その免疫力を支える免疫細胞は血液の中にいます。

体温が下がると、血流が滞るので、免疫細胞の働きが弱まります。一般に、免疫細胞がよく働く体温は36度5分と言われていますが、体温が1度下がると、免疫力が30％低下し、逆に体温が1度上がると、免疫力が最大5倍から6倍アップすると言われています。つまり基礎体温が低い人ほど免疫力が低くなりやすいので、できるだけ体を冷やさないようにすることが重要です。

体を温めるには、**朝一番に白湯を飲むのがお勧め**です。朝一番に、というのがポイントです。

白湯とは、ご存知の通り、水を温めただけのお湯のことです。水を沸騰させ、それを50度から60度くらいまで冷まします。

チベット医学の諺に、

「食べ過ぎは病気の始まり、白湯を飲むことは治療の始まり」というものがあります。

それだけ、白湯を飲むことは体に良いのです。

では、なぜ、白湯を飲むことが体に良いかというと、体内をデトックスしてくれるからです。

私たちの体内にある「毒」とは、排泄されずに体内に残った老廃物のことです。食べ物は口から体内に入ると分解され、栄養素は吸収され、栄養として使われなかった分は、排泄されて体外に出ますが、消化の時に食べ物が完全に消化されずに未消化の「カス」の状態で体内に残ってしまいます。

このカスが血管に入ると、血液の流れや栄養素の吸収を妨げ、「冷え」「むくみ」「肌荒れ」「便秘」「乾燥」などにつながります。

ですので、「毒」をためないこと、つまり**「消化力を高めること」が必要**です。

18ページで少し説明しましたが、アーユルヴェーダではこの消化力のことを「アグニ」と呼びます。

アグニとはサンスクリット語で「火」という意味。

私たちの胃や小腸は、食べ物を燃やす「かまど」のような役割を担《にな》っています。食べ物を食べると、このかまどの炎が、食べ物を十分に燃やし、分解することで、排泄と吸収がスムーズにいくようになります。

白湯を飲むということは、内側から内臓を温め、この消化の「かまど」に「火」をつけるようなもの。白湯を飲むことで、食べ物の消化と排泄をググッと後押ししてくれるのです。

さらに、前述した通り、白湯を飲むと基礎体温も高めてくれるので、代謝が高まり、痩せやすくなるという効果もあります。

特に日常的に冷たいビールやジュースを飲んだり、アイスを食べて内臓を冷やす食生活をしたり、寒いオフィスで仕事をしている人は要注意です。

知らない間に、体内にどんどん毒素を蓄積しているかもしれません。そういう人は冷え、むくみ、肌荒れなどの不調を感じるはずなので、白湯は効果的です。

ではさっそく、白湯の飲み方についてお話ししていきます。

白湯の飲み方のポイント

まず、大事なことは**「朝一番、舌磨きのあとに」飲むこと**です。なぜなら、朝、寝ている間に消化された食べ物の残りカスが、まだ内臓に残っているからです。それが白湯を飲むことで消化力が高まり、残りカスの排泄を促すことができるからです。

本書での一番のポイントは**「心や体にたまった毒素は、毎日、できるだけ早くリセットする」**ということです。食べ過ぎた日も、寝不足の日も、翌朝、弱まった消化のかまどに優しく火をつけるように白湯で温めることで、毎日、毒素をリセットすることができます。

寝起きの空腹時に飲む

なぜ寝起きに飲むのが良いかというと、寝起きは、胃にも小腸にも、食べ物がほとんど残っていない状態なので、水分が大腸まで届きやすいのです。大腸まで届いた白湯は、腸内の毒素をお掃除してくれます。コップ１杯の白湯を、朝食などを食べる前に飲んでください。

ただ、白湯を飲むと胸がムカムカ、胸焼けのようになる人がいます。この場合、火のエネルギーが体内で増え過ぎて、空腹時の白湯が消化器を刺激してしまっているのです。

胸焼けやムカつきを感じる場合は、白湯を冷まし、常温よりやや温かいくらいの、ぬるめの白湯を飲みます。

また、「白湯をつくる時は、やかん、レンジ、お鍋、電気ケトルなど、どれが良いのか？」と、よく聞かれるのですが、一番お勧めなのは直火とお鍋（あるいはやかん）でお湯を沸かすことです。

しかし、火を使うことや、お鍋を使うことにこだわる必要はありません。肝心なのは、内臓を温め、消化力を高めること。**「自分にとって、一番、簡単に続けられそうなこと」を選ぶことが重要**です。

ＩＨや電気ケトルでもかまいません。慣れてきて、もっとこだわりたいと思ったら、鉄瓶やコンロを使ってみると良いと思います。

アーユルヴェーダ式リセット④

病気・口臭・ほうれい線を防ぐオイルうがい

オイルプリングという言葉を聞いたことがありますか？

オイルプリングとは「オイルうがい」のことです。欧米から流行が始まり、近年、日本でも実践する人が増えてきましたが、５０００年以上前から存在するアーユルヴェーダの健康法の一つです。

うがいといっても、ガラガラうがいではなく、口にオイルを含み、そのまま口の中で保持するか、クチュクチュうがいをするものです。

オイルうがいの効果は数え切れないほどあり、それだけで１冊、本が書けるほどです。

まず、最も注目すべきは**デトックス効果**です。オイルにはクレンジング力と皮膚を通して吸収される経皮吸収の２つの働きがあります。口の中には数百種類の細菌がいて、それが口臭や歯周病の原因ですが、オイルは口の中で食べ物のカスや細菌を絡め取り、クレンジングします。

また**アンチエイジング効果**も見逃せません。オイルが口腔粘膜から浸透して皮膚や粘膜を潤します。オイルの成分が皮膚を通して吸収され、毛細血管に入ると、栄養素として運ばれ、細胞の栄養となります。

その結果、ほうれい線の改善や肌にハリツヤが出るなど、女性にとっては嬉しい効果が出てきます。

また、喉も乾燥しにくくなり、乾燥した冬に風邪を引きにくくなります。

私のクライアントにセミナー講師の方がいました。彼女は講義で毎日5時間ほど話をしていたこともあり、喉の疲労と痛みを訴えていました。そこで、このオイルうがいを勧めたところ、声が嗄《か》れることがほとんどなくなり、以前より、声に張りが出たと喜んでくれました。

オイルうがいによる喉の潤いは、一時的なものではなく、体自体が内側から改善していきます。

他にも女性にとって嬉しいのが**唇が潤うこと**です。唇は常に摩擦や熱の刺激にさらされていますが、オイルで内側から潤すことでカサつきにくい唇をつくることができます。さらに、オイルうがいは頭部全体に栄養を与え、白髪や抜け毛にも効果があると言われています。

実際に、私が通っていたアーユルヴェーダの学校の卒業生には、40歳で白髪に悩んでいた人が、オイルうがいを1年間続けて、髪が驚くほど黒く戻ったという人がいます。オイルうがいにはこれだけの効果があるので、ぜひ、毎日継続してほしいリセット習慣です。

オイルうがいに使用するオイルですが、欧米ではココナッツオイルを使うことも多いですが、伝統的なアーユルヴェーダだと焙煎していないごま油を使うことが多いです。

「太白ごま油」と呼ばれ、中華料理に使うような茶色の焙煎したごま油と違って、透明で香りもほとんどありません。太白ごま油は、ごまを生のまま搾って精製することでつくられており、品揃えが良いスーパーであれば手に入ります。

ごま油うがいのコツ

まず、**ごま油うがいをするのに、お勧めの時間帯は朝です。**舌磨きをして、白湯を飲んだ後の、余計な汚れが取れている時に行うと、ごま油うがいのクレンジング効果とアンチエイジング効果がさらに発揮されるでしょう。

用意するものは「太白ごま油」をキュアリングしたものを使います。キュアリングとは、オイルを加熱してオイルの成分を変化させたものです（66ページ参照）。

私の師匠のアーユルヴェーダ医師は、200度で60分加熱する方法が最も効果的であると言っていますが、家庭だとそれだけの高温で長時間オイルを熱するのは危険です。加熱する場合は100度で10分ほど熱すれば良いと思います。

その後オイルを冷ましたものをオイルうがいに使います。アーユルヴェーダの習慣は、続けることが大事です。ですので、太白ごま油をキュアリングせずにすぐ使ってもかまいません。それでもクレンジングやアンチエイジングの効果はあります。

最初からすべてを完璧にしようとせずに、ハードルをできる限り低くしてからスタートしましょう。

オイルが用意できたら、さっそくやってみましょう。大きなスプーンで2～3杯のオイルを、口に含み、数分間口に含んだまま保持します。

普通は喉の奥をガラガラと洗い、口の中でブクブクと動かし、すぐに吐き出しますが、アーユルヴェーダのオイルうがいは粘膜からオイルを吸収させることも狙っているので、オイルを口にキープしたままでいることがポイントです。

この時、口にオイルを入れたまま、家事をしたり、作業をしたりしてもかまいません。

私は91ページからご紹介するオイルマッサージをしている間、口にもオイルを含んでおきます。そして、マッサージが終わった時に、口のオイルを吐き出します。

吐き出す時は、流しにそのままオイルを出すのではなく、いらない新聞紙やティッシュペーパーなどに吐き出してゴミ箱に捨てます。

オイルを数分間以上口に含んでいると、唾液が分泌されてオイルと混ざるので、吐き出す頃にはサラサラとした状態になっているのですが、吐き出した後にオイルの感触が残るのが気持ち悪い場合は、水で軽く口をゆすぎます。

注意点は、ごま油のアレルギーがある人が稀《まれ》にいるので、気をつけること。また、発熱や飲酒時など、体の状態がいつもと変わっている時も控えます。オイルを間違って飲み込む可能性がある5歳未満の子供もやってはいけません。

うがい用およびマッサージオイルの加熱処理の仕方

〈用意するもの〉

太白ごま油、鍋、料理温度計、遮光《しゃこう》瓶

1. 太白ごま油を遮光瓶に入るだけの分量を弱火で温める
2. 料理温度計で100度まで熱し、10分キープする
3. 火からおろし、冷めるまで待つ
4. オイルが完全に冷めたら、遮光容器に移し替える

密閉の遮光瓶であれば1カ月は持ちます。

アーユルヴェーダ式
リセット⑤

朝の換気で、部屋の運気をアップ

雨が降っていても、寒い日でも、私は毎朝、窓を10分ほど開けて換気をします。理由は、部屋の空気を入れ替えないと「気」が淀むからです。

東洋医学では、**目に見えない「気」を非常に大切にします。**「気」とは、サンスクリット語では**「プラーナ」**といいますが、目に見えない生命力そのものを指します。

目に見えないものというと、信じがたいと思う方もいらっしゃるかもしれませんが、最近、ソウル国立大学で、この「気」の通り道である「経絡《けいらく》」の存在がはじめて科学的に証明されました。「経絡」というのは、全身に張り巡らされた血管のような管で、気の通り道です。

アーユルヴェーダにおいてはこの「気＝プラーナ」は神経系、循環器系、消化器系、呼吸器系、リンパ系など、あらゆる体の機能を働かせる原動力であると考えます。

ですので、**体の気の流れを、滞らせずに循環させることが健康にとっては非常に重**

要です。そして、この気ですが、**人体だけでなく、空間や植物、動物、宇宙のあらゆるものに流れています。**「この部屋は気が悪い」とか「空間の気を高める」という言葉を聞いたことがあると思いますが、人体に流れるプラーナのように、空間にもプラーナが流れています。だから、空間の気を流さないのは、人間でいえば呼吸をしていない、排泄をしていないのと同じこと。そのような空間は、気が重くなり、毒素がたまり、その場にいる人の心と体の健康を損ないます。

人生で最も口から入るものは「食べ物」でも「飲み物」でもなく、空気

人間が生涯で口から摂取する物質の割合は、室内の空気が57%、公共施設の空気が12%、産業排気が9%、外気が5%と、実に空気が83%を占めます（村上周三『住まいと人体――工学的視点から――』『臨床環境医学』第9巻第2号』）。飲料は8%、食物は7%なので、圧倒的に空気のほうが体内に多く送り込まれているのがわかります。

私自身、アーユルヴェーダを深く学び始めるまで、食べ物に含まれる農薬や添加物は気にしていましたが、空気の「質」にはほぼ無頓着でした。ですから、空気の質を

気にして「換気」をするようになってから、換気が心と体に与える影響の大きさに非常に驚きました。

意外に思われるかもしれませんが、**大抵の場合、外気よりも室内の空気のほうが、汚れています。**たとえば、人間は呼吸をすると二酸化炭素を吐き出します。キッチンで料理をすれば水蒸気やにおい成分、ＰＭ２・５の主成分になる燃えかすなどが大量に発生します。カビやホコリも空気中に舞っています。こういった空気が室内にたまっていると、それを吸い続ける私たちの体内にも毒素がたまっていきます。

部屋を人体のように見立てると、生活に伴って発生する空気中の汚れは、新陳代謝で発生する老廃物と毒素のようです。そのため、**汚れた空気は定期的に換気することで排泄しなければいけません。**

トイレやキッチン、お風呂には必ず換気扇がついていますよね？　換気扇はこれらの場所のように、特に汚染物質が多く発生する場所に必ずつけられています。私の夫は、建築設計をしているのですが、彼は結婚前から、室内の換気に非常にこだわる人でした。十分な換気が取れるようにすることは、人体の健康にとって非常に大切なこと。だから、あんなにこだわっていたのか、と、今になっては納得です。

アーユルヴェーダ的「換気」のポイント

まず、朝に新鮮な空気を部屋中に取り入れるために**最低でも10分間は窓を開けて換気をします。**私は朝、空調をつける前にすべての部屋の窓を開けて、夜のうちにたまった空気を入れ替えます。できるだけ家中に空気が巡るほうが良いので、部屋の対角線上に窓がある家であれば、対角線上になる窓2つも開けます。

冬の寒い日はしっかり温かい格好をして、窓を開けます。時間に余裕がある人は、開けた窓から朝日を浴びると、幸せホルモン「セロトニン」が分泌され、体内時計もリセットされるので一石二鳥です。夜は悪い気＝邪気が入り込むので、窓は開けっ放しにして寝ないほうが良い、と昔の人は考えていました。

邪気があるかどうか、信じるか信じないかは人それぞれだと思いますが、私は何となく夜に窓を開けるのは嫌な感じがして、夏以外は夜は窓を閉めています。

アーユルヴェーダ式
リセット⑥

朝に体を動かすと、かたまっていた思考と詰まりがリセットされる

体は、筋肉を動かさないと、関節の可動域が狭くなり、リンパが詰まり、血流が悪くなります。そして、どんどんかたい体になるのです。そして、このかたい体はコリや不調につながります。

マッサージなどに行っている方も多いと思いますが、プロの手でほぐしてもらうより、1日5分でも自分の手でほぐしたほうが、ずっと簡単に柔らかい体をキープすることができます。

実は私も中学生の頃から肩コリ持ちで、アーユルヴェーダを取り入れる生活をするまでは、ガチガチにかたまった背中や首、腰をほぐしてもらうために3週間に一度、整体やカイロプラクティックに通っていました。

しかし、残念なことに、ほぐしてもらったその夜は良いのですが、翌日になってい

ると、同じところがまたかたくなっているのです。それもそのはず、寝ている間は、寝がえりはうっているものの、長い時間、同じ姿勢でいるため、体の1カ所に体重がかかるからです。

ですから、毎朝、寝ている間にかたくなった体をほぐして、体の詰まりをリセットすることが大事です。

私は毎朝、「前日の疲れをリセットしてからその日をスタートさせる」という習慣をつくるために、**1日たった3分、ヨガの太陽礼拝（78ページ）を行っています。**一つひとつの動きを丁寧に、縮んだ背骨や関節を伸ばすように動かすと、血液と体液の循環が良くなります。

1日3分のこのヨガをやるだけで、それまで悩んでいた肩コリや頭痛が嘘のようになくなりました。さらに、**体を動かすことは、消化力を高めることにもつながります。**運動をすると体温が高くなり、お腹がすきますが、それは消化力が上がり、胃腸に残っていた老廃物の排泄が促されたためです。

私は、「運動は痩せたい人だけではなく、痩せている人でもするべき」と講座でもよく話をしますが、その理由は運動をして消化力が正常に戻ることで、今まで食べていた食事の栄養素の吸収力が高まり、筋肉や脂肪がちゃんとつくられるようになるためです。

痩せている人は、体温が低い人が多いのですが、それも運動をすることで筋肉が増え、消化力が高まることで改善します。

つらい運動は老化の始まり。頭の緊張も取るヨガの動きでリセット

では、朝に運動をするのが良いとわかったとしても、実際に運動をしようとなると、朝は忙しいという人が多いと思います。その場合、夜に運動をしてもかまいません。重要なことは毎日リセットし、疲れをため込まないことです。

ただし、心と体から毒素を排泄する、という点から考えると、**「どういう運動をするか」が大事**になります。

アーユルヴェーダでは、**ハード過ぎる運動は「健康」にも「精神」にも悪影響である**と考えます。現代医学的にも過度な運動をすると、体内で過剰な活性酸素がつくられると考えられています。

活性酸素は、本来はその殺菌力で体内の細菌やウイルスを撃退する働きを持ってい

ますが、増え過ぎると正常な細胞や遺伝子も攻撃してしまいます。これを「酸化ストレス」と言います。酸化ストレスは、老化、がん、シミ、シワの原因となるので、できるだけ避けたいものです。

最近では、筋肉を鍛えた美しい芸能人も多いので、激しいウェイトトレーニングや長距離のランニングをする人も多いのですが、アンチエイジングの観点でいうと、あまりお勧めはできません。

アーユルヴェーダ的に言うと、激しい運動は「労働」。体も心も、疲弊させてしまうものと考えます。

では、「激しい運動がダメなら、どこまでの運動がベストなの？」と思いますよね。アーユルヴェーダでは、「運動は、体力の限界の半分くらいの強度がちょうど良い」としています。この「体力の限界の半分くらい」とは、次のような状態です。

・口を開けて、呼吸が荒くなる

・心臓がドキドキする

・額、脇、鼻、手足に汗が出る
・口が乾く

この4つの状態が出てきたら、「それ以上、運動を続けると過度の運動になってしまうので休みましょう」というサインです。

今、やっている運動は、息があがるほど無理してやってしまってないでしょうか？汗をびっしょりかく運動は、達成感があって気持ち良いですが、体にとっては逆に負担になっているかもしれません。

スロージョギングやウォーキング、フラダンスなど、「運動をしながら楽しく会話ができるくらいの強度」がちょうど良いのです。

運動のコツ

体を動かすのに最もお勧めなのは72ページでもお話しした、ヨガの「太陽礼拝の動き」です。ヨガはエクササイズではなく、瞑想の一種ですが、素晴らしい運動効果もあります。また、リラックス効果が高いうえに、ポーズ（アーサナと言います）のバリエーションが多く、体がかたい人でもできます。

ヨガの動きは、筋肉の強度を高めることと、ストレッチの両方を兼ねているので、骨の間や関節の間にたまった老廃物を排泄するのに最も効率的な動きです。

もともと運動習慣がない人は、まずは、普段の生活に体を動かす動きを取り入れると良いです。

- **移動中は階段を使う**
- **電車では座らない**
- **トイレに行ったら必ず伸びをするなど、ストレッチを行う**

この3つをやるだけで、十分な運動になります。今日から「エスカレーターは使わない」など、無理のない範囲でできることから始めると、徐々に体を動かすことが気持ち良いと思えるようになります。

運動は、めんどうくさいことではなくて、気持ち良いこと。疲労回復のためにあります。ジムに行かなくても、健康器具を買わなくても、普段の生活の中で体を動かしましょう。

また、**運動する時に必ず意識してほしいことが「呼吸」です。**息を止めたり、浅い呼吸状態で運動すると、呼吸による全身循環機能がうまく働きません。鼻呼吸でできるだけ深く、静かな呼吸をしながら体を動かしましょう。

Surya Namaskara

礼拝
ーズ

Surya Namaskara

Start

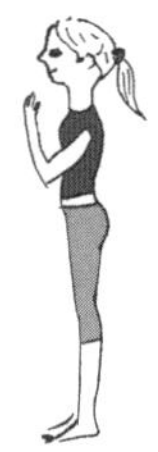

1

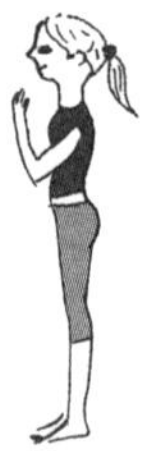

合掌

両足のつま先を揃え、リラックスしてまっすぐ立つ。腹筋は引き上げ、お腹を薄くするイメージ。両足の裏の全体に均等に体重をかけ、深い呼吸をする。

2

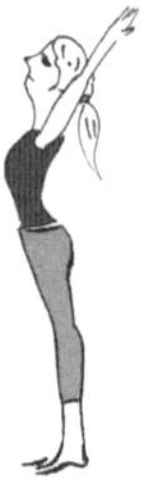

半月のポーズ

息を吸いながら合掌した手を上へ伸ばす。太もも前面とへそを前へ押し出すように体の前面を反らせる。肋骨を引き上げる。両足は大地を踏みしめる。

3

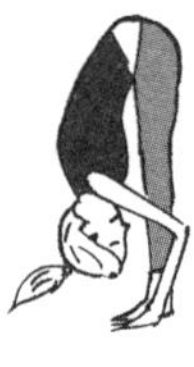

前屈

息を吐きながら腰から上半身を折り曲げる。頭の重みを感じながら背骨が伸びていくのを感じる。両手が床につかなければすねや膝など届くところを持つ（膝は曲げてもかまわない）。尾骨が天井に引っ張られているイメージ。

4

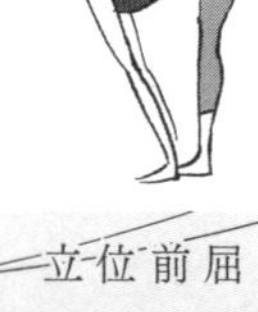

立位前屈

下半身はそのまま、吸いながら顔を上げる。背中を伸ばし、膝の裏が伸びるのを感じる。目線は前方へ。

Surya Namaskara

太陽のポ

Surya Namaskara

9

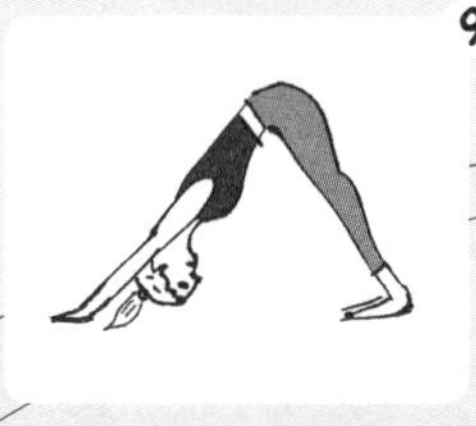

下向きの犬のポーズ

両足を肩幅に広げ、お尻を持ち上げ、体全体で三角形を作る。膝の裏やアキレス腱を伸ばす。かかとが床につけられればつけるが、無理をしない。誰かに優しく肩甲骨を押してもらっているイメージで上半身を長く伸ばす。この後は、5、4、3、2、1の順で合掌のポーズに戻る。

8

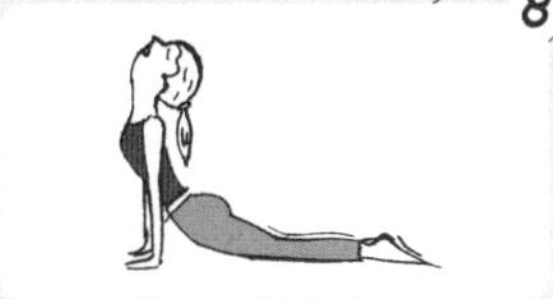

上向きの犬のポーズ

息を吸いながら、背筋の力を使い上半身を起こす。お腹に力を入れ引き上げることで、腰を痛めないようにする。肩を下げ、目線は前方のやや上を見る。

7

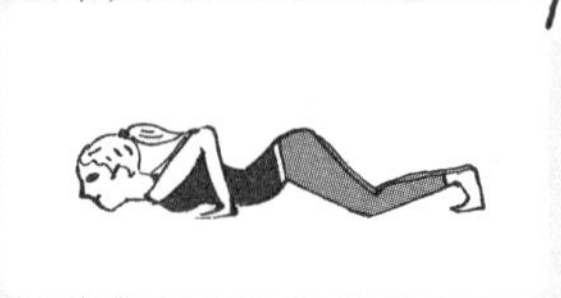

8点のポーズ

息を吐きながら脇を閉めたままひじを曲げ、両膝と上半身を着地させる。8点（あご、胸、両手、両膝、両つま先）が床につく。

6

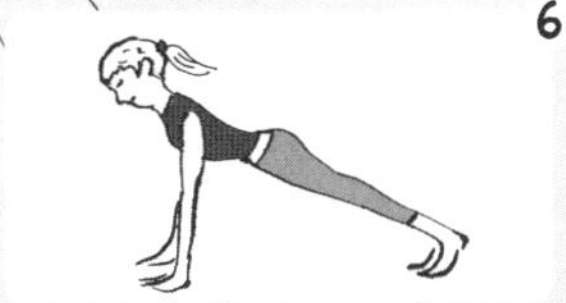

板のポーズ

前方の足を後ろへ引き、両足を揃える。肩の真下に手のひらが来るように。お腹をへこませ、体をできるだけ一直線に保つ。自然な呼吸を続ける。

5

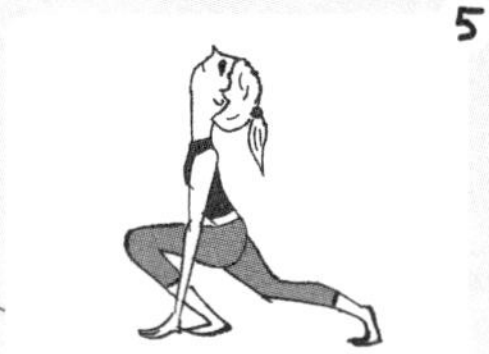

牡牛のポーズ

手のひらを床につき、片足をできるだけ後ろへ着地させる。前の膝はよく曲げ、かかとの上に尻が乗るくらい重心を低くする。頭はまっすぐ上へ伸ばし息を吸う。

アーユルヴェーダ式リセット⑦

鼻うがいで思考力スッキリ！

このリセット方法は、今まで紹介してきた中で、一番、習慣化するのが難しい方法なのですが、実践すれば、得られる効果が大きいのでご紹介します。

そのリセット法とは、**生理食塩水を鼻から入れて口から出す「鼻うがい」**です。鼻うがいのことをアーユルヴェーダでは**「ジャラネティ」**と言います。

鼻うがいで副鼻腔《ふくびくう》にたまった汚れを排泄するのです。副鼻腔とは、鼻の中にある8カ所の空洞のことを指します。

目には見えませんが、空気中には様々なものが漂っています。ホコリ・花粉・ウイルス・細菌など、様々な汚れが、呼吸によって、鼻を通して入ってきます。そのため、副鼻腔には細菌やウイルスが繁殖して膿《うみ》がたまりやすいのです。

鼻うがいで鼻腔を綺麗にすると、花粉症などのアレルギー、風邪、インフルエンザなどの感染症を予防し、治すことができます。

なぜ、鼻うがいを勧めているかというと、**アーユルヴェーダでは、鼻は脳への直接の経路であると考える**ためです。つまり、**鼻の浄化は「意識」へも大きく影響する**と考えるのです。東洋医学的な視点で言うと、鼻を洗浄することは、五感と思考を常にクリアにしておくことにつながります。ですので、普段、食べ過ぎで日中、よく眠くなってしまう人や、味の濃い食べ物が好きで、味覚がやや鈍っている人ほど、鼻うがいを続けると味覚が鋭くなったのを感じたり、日中にぼーっとすることがなくなることに気づくはずです。

実際、アレルギーの原因物質や、ウイルス・細菌の除去ができ、全身の健康につながるので、呼吸器内科や耳鼻科でも、副鼻腔炎の改善のために鼻うがいを勧めています。

鼻うがいにはもう一つ、セットで行ってほしい**「ナスヤ」**という習慣があります。ナスヤとは、アーユルヴェーダの治療法の一つです。

本来は様々なオイルを使用する本格的な方法がありますが、ここでは安全かつ簡単にセルフケアを行うために、鼻の穴にオイルを塗布するだけの方法をご紹介します。

鼻うがいをした後の塩水は鼻腔を乾燥させるので、体はより多くの粘液を分泌して鼻の粘膜を保護しようとします。そこで鼻うがいの後、オイルを鼻の穴に塗布するのです。そうすることで鼻の粘膜を保護し、強くすることができます。

つまり**生理食塩水で鼻うがいをするだけでは不十分、オイルで保護してこそ、清潔で強い鼻腔がつくられる**ということです。

鼻の穴にオイルを塗ることは、鼻と喉に潤いを与え、声の質を良くするだけでなく、思考をスッキリさせ、緊張性による頭痛からの解放だけでなく、鼻づまりを改善する効果もあると言われています。

私がスリランカのアーユルヴェーダ施設にいた時も、この「ナスヤ」という治療がよく行われていました。

そこでは症状に応じたオイルを、鼻から入れて口から出すのですが、口から出てきたオイルは頭部にたまっていた老廃物と一緒に出てきて、オイルの色が変わっていたのを覚えています。

ナスヤのオイルは専門のオイルがありますが、次項のマッサージに使う太白ごま油も同じように使うことができます。

鼻うがいのコツ

用意するもの

・顔の大きさくらいの器（１００円ショップで売っているボウルなどで可）
・浄水したお湯
・浄水した水（水道水は塩素が多く、刺激が強いです）
・塩（できるだけ良いもの）
・５００ミリリットルペットボトルの空き容器

計量器があれば１リットルの水に対し、９グラムを溶かせば良いのですが、計量器がない場合は５００ミリリットルのペットボトルの水に対し、ペットボトルの蓋《ふた》にすりきり約１杯の塩を入れると０・９％になります。

まず、器に塩を入れ、そして浄水した水を少し入れて混ぜ、その後、お湯を少し入れて、温度が人肌くらいになるよう調整します。０・９％の濃度の生理食塩水ができたら、片鼻をしっかり押さえた状態で、やや前かがみになり、口で「んー」と声を出した時に震えるあたりにぶつけるように鼻から生理食塩水を吸い、口から出します。鼻が詰まっている人や、呼吸が浅い人は、はじめはなかなか吸い込めないかもしれませんが、根気良く続けていると、だんだん鼻の通りが良くなってきます。1回につき両鼻合わせて500ミリリットルほどできると良いです。

うがいが終わったら、お辞儀の姿勢で、鼻を優しくかみ、鼻の中に残っている水を出し切ります。水が耳のほうに流れてしまうと中耳炎になる恐れがありますので、鼻うがいは、常に前かがみの姿勢で行います。

1日1回、寝起きに行うか、浄化を多くしたい人は寝起きと、寝る前に、1日2回行っても良いです。

やり過ぎは鼻の粘膜の刺激になるので、3回以上はやめておきましょう。

器から吸うのが難しい場合は、ネティポットという専門の道具やスプレータイプの鼻うがい道具が市販されていますので、そのような道具を用いても良いでしょう。

鼻うがいが終わったら、次項のマッサージで使用する太白ごま油を小指に取り、鼻の穴に小指を入れ、深く息を吸います。

オイルが鼻の奥に入ったら、指についた残りのオイルは鼻の穴に塗ると良いです。

鼻の乾燥を防ぎ、粘膜を強化するので、乾燥による鼻血を防止します。

アーユルヴェーダ式リセット⑧

ごま油マッサージで大抵の悩みは解決する

私は高級化粧品も使っていなければエステにも行っていませんが、肌をよく褒めていただけます。

では、どうやってケアをしているか？　答えは、これまで何度も登場している太白ごま油でのセルフマッサージです。

ごま油は抗酸化物質やカルシウムを豊富に含み、特にセサモールと言われる抗酸化成分は最近、サプリメントがつくられるほどアンチエイジングにとても良い成分です。**抗酸化成分は活性酸素が細胞を傷つけるのを抑え、コレステロールの上昇を防ぎます。**また肌や筋肉、骨を強くします。

私も以前は高級化粧品を化粧水から美容液、乳液など、すべて揃えて使っていましたし、美容皮膚科に通い、エステにも行っていました。しかし、肌のケアは人に任せるより、自分でやったほうが断然良い、と今はそう思います。何よりごま油ケアはどこかに行く必要もなければ、お金もかからない、手軽なのに効果抜群な方法です。

ごま油マッサージをすることで、肌が綺麗になったのに加え、もう一つ嬉しい違いがありました。それは、便秘。

それもそのはず、化粧品やエステに投資していた時は、外からいろいろとケアをしてみるものの、肝心の内側は血液の循環や排泄がうまくいっていなかったのです。

肌は食べたものを消化してつくられています。ということは、便秘は消化がうまくいっていないサインですから、肌の調子が悪くなるのは当たり前です。

皮膚から食べる薬――オイルの力

アーユルヴェーダのオイルマッサージは肌を潤すだけでなく、排泄をサポートするので、調子が良くなるだけでなく、体内から美しくすることができます。

セルフマッサージでは、主に太白ごま油を使用します（体質・体調によって変えます）。ごま油は他のオイルより粒子が細かく、皮膚に塗るとスーッと皮膚から吸収（経皮吸収）されます。

経皮吸収されたオイルは血液に達して、全身を巡ります。アーユルヴェーダの古典の教科書では、**オイルは肌に塗ると15分で骨にまで達する**と言われていますので、私はオイルを**「皮膚から食べる薬」**と言っています。

油と言うと、ダイエット中の女性は抵抗がある方もいらっしゃるのですが、脂質はタンパク質、糖質と並んで、私たちの体に欠かせない三大栄養素の一つです。

体中にある細胞膜や、ホルモンの材料は油＝脂質です。つまり脂質が不足していると、細胞の修復ができません。

ごま油は細胞を修復して、体をサビつかせる活性酸素の働きを阻害する抗酸化力を生み出します。

何より重要なのは油の「油性」が体内の乾燥を緩和し、血液循環やリンパの循環をサポートするということです。

また、化粧品を肌の外側からいくら塗っても皮膚の角質層にまでしか届きません。角質層とはすでに死んだ細胞ですから、化粧品だけでシミやシワを改善することは難しいです。しかし、オイルであれば経皮吸収によって細胞自体に元気を与えることができ、新しい元気な肌をつくるサポートをしてくれます。

私の講座だと4日に1度しか排泄がなかった人が、セルフマッサージを始めて2週間も経たないうちに、毎日排泄があるようになったという例もありました。

それだけではありません。かかとのひび割れもみんななくなっています。

アーユルヴェーダを始めるまでは、かかとのひび割れは乾燥が原因だと思っていたのですが、実際は血液が汚れていて、かかとの皮膚まで十分に新陳代謝が及んでいなかったのです。

セルフマッサージを始めてからは、かかとのクリームがなくても1年中、ツルツルのかかとを私だけでなく、受講生の皆さんがキープできています。

また、**ごま油には体を温める作用もあります**。体内の火のエネルギーを強くするからです。試しにこれからお伝えする全身マッサージをやっていただくと、寒くない室内であれば不思議とうっすら汗をかくくらい体が温かくなるのを感じる人も多いはずです。ごま油マッサージは冷えにも良いのです。

オイルマッサージの効果はまだまだあります。オイルマッサージは精神的にも非常に良いのです。

オイルマッサージで肌に触れることで、「セロトニン」という物質が出ます。セロトニンは、幸せホルモンと呼ばれており、不安な気持ちやイライラした気持ちを抑える効果があるのです。


「オイルマッサージをしていると、自分の体が愛おしくなってくるんです」「マッサージをしていると気持ちが落ちついてくるので、どんなに忙しくてもマッサージがしたくて少しでも時間をつくっています」「気持ちが良いので、やらなければ、ではなく、やりたい、と思ってマッサージが続けられます」と受講生さんがおっしゃるのは、このセロトニンの効果も大きいはずです。

精神的に非常に穏やかになるので、イライラがなくなるだけでなく、寝つきが良くなり、睡眠も深くなります。

雑念がなくなり、集中力も高まります。さらに、細胞から元気にすることで骨を強くし、皮膚も強くなるので怪我をしにくくなります。

もちろん筋肉の疲労も取れるので肩こり、筋肉痛、首こりもなくなります。これだけの効果をたとえば、月に1回行くだけのエステでは絶対に得ることができません。毎日セルフマッサージを5分でもする、という地味な努力が一生ものの外見の若さと内面の健康をつくるのです。

オイルマッサージのコツ

オイルは「太白ごま油」を使用しますが、ごま油にアレルギーがある場合は、皮膚に塗った時にかゆみが出たり、肌が乾燥してカサカサになってしまいます。はじめてやる時はパッチテストをして、もしかゆみや乾燥などが出たら使用をやめてください。ごま油アレルギーがある人はココナッツオイルで行うと良いです。また、タイプによっては、温性のごま油は皮膚が炎症を起こすことがあります。その場合も、ココナッツオイルを使用すると良いでしょう。

太白ごま油はキュアリングという加熱処理を行います。64ページで触れたように、理想は２００度で60分の加熱のほうが抗酸化成分が活性化するのでお勧めですが、１００度で10分の加熱でも良いですし、加熱をしなくても良いです。もちろん２００度で60分加熱できる人は、十分に注意してやってください。

また、最近は日本でもマッサージ用の加熱したごま油がオンラインで購入できますので、それを購入しても良いでしょう。

ココナッツオイルを使用する場合は、キュアリングをせずに使用します。顔はごま油だとかゆみが出るけど、体はかゆみが出ない、という場合は、顔はココナッツオイル、体はごま油、というように部位別に使い分けても良いでしょう。

マッサージをする時の環境

１．静かな場所で行うこと

マッサージには「瞑想」のような効果もあります。

私も含め、多くの現代人は忙し過ぎる毎日で、「黙って静かに座っている」ということがほとんどありません。

常に動いていて、座っていたとしても何かを常に考えています。だからこそ、静けさの中で、自分の心と体と向き合う時間は、忙しい現代人にとって何ものにも代えられない贅沢な時間です。

雑音のある世界から離れ、ゆっくりと自分と向き合うことで、精神的に穏やかになるだけでなく、直観力や集中力が増し、日中のパフォーマンスも上がります。

アーユルヴェーダとは、五感の感覚を磨き、五感を喜ばせるケア方法です。

ぜひ、静かな場所で神聖な気持ちで肌に触れることを習慣にしてください。

同様に強い香りがあったり、視界が散らかっているのも、瞑想の妨げになるので良くありません。

アロマを焚いても良いですが、人工的な強い香りは避け、ラベンダーやサンダルウッドなど自然な優しい香りを選んでください。部屋も、日常的に片づけることがベストですが、せめてマッサージをする場所は視界にたくさんの物が散らばっていないように片づいた場所で行うのがお勧めです。

2. 温かい部屋で行う

全身のマッサージを行うので、裸や下着姿など薄着で行うことになります。寒い部屋で我慢しながら行うとストレスになって、マッサージを習慣化できなくなりますし、筋肉がこわばってしまって、せっかくのマッサージの効果が半減してしまいます。

家族が許すならば暖房がある部屋で行ったり、風呂場が温かい人はお風呂の洗い場で行っても良いでしょう。私は風呂場の脱衣所にヒーターを置いて、その前で行っています。

マッサージのやり方

本来は、全身マッサージを毎日やると良いのですが、はじめての方はなかなか難しいかもしれません。

しかし、アーユルヴェーダでは、忙しい時でもこれからご紹介する３カ所のマッサージをすれば、全身をマッサージしたのと効果があると言われています。

一気にすべてやる必要はありません。できるものから一つずつ実践してみてくださいね。

ステップ1　足の裏マッサージ

足には反射区と呼ばれる「全身の臓器や器官に相対して影響を与えるツボのようなもの」がたくさんあります。胃や肺など臓器の名前が書いてあるカラフルな足ツボの板を見たことがありませんか？

足裏のマッサージを行うことで全身に作用するというのは、西洋医学でも東洋医学でも認められています。足裏であれば、寝る前にちょっと行ったとしてもホットタオルで拭けばすぐにベッドに入れるので、忙しい人に特にお勧めです。

足の裏マッサージ

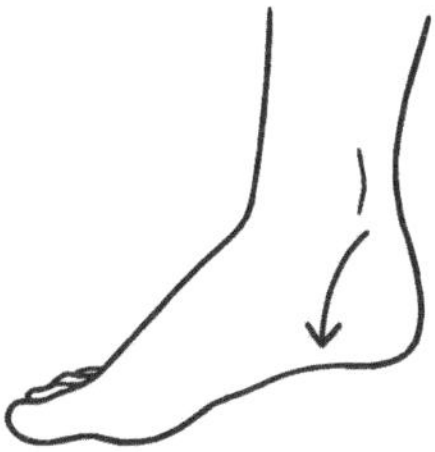

かかとのマッサージ。内くるぶしの下側から、足の裏に向かって親指で流します。次に外くるぶしも同様に上から下へ（足の裏へ）流します。

1

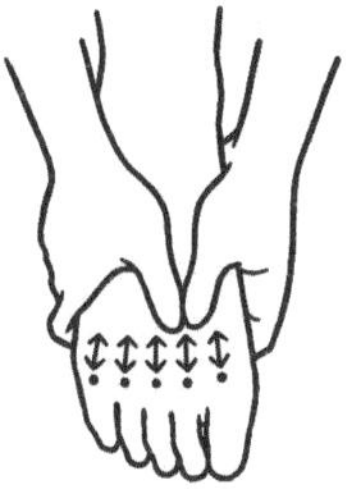

足の甲側のマッサージ。足の甲を両手で包むように持ち、指の骨と骨の間を親指で押します。指の骨の間にたまった余分な老廃物を流すつもりで上下にしごくと良いです。

2

3

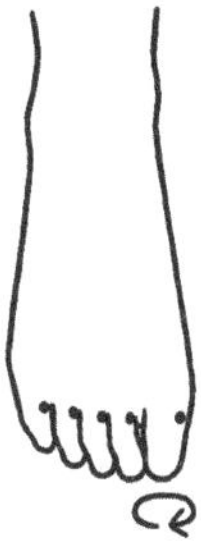

足の親指から小指まで、親指、人差し指、中指で指のつけ根を1本ずつ持ってぐるぐる回します。

4

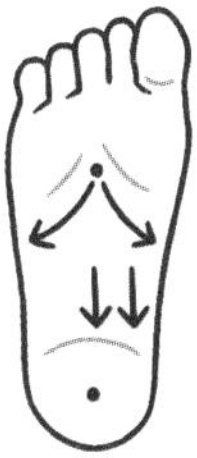

親指で足の裏側の真ん中、湧泉を強く押します。そこから八の字を描くように内から外へ流します。次に手で握りこぶしをつくり、握ったこぶしで土踏まずからかかとまでゴシゴシ押し流します。最後にかかとの真ん中を親指で押します。

ステップ2　耳のマッサージ

アーユルヴェーダで、忙しくても必ずやるべきといわれる2つ目の場所が耳です。東洋医学では、**耳は生命エネルギーが集まる場所**と考えます（腎といいます）。

耳に触れてみてください。もんでみるといかがですか？　柔らかいでしょうか？　もし、もんだ時にかたくて痛いと感じるようであれば、生命エネルギーが弱まっているサインです。

全身につながっているという耳をマッサージすることにより、生命エネルギーが復活します。オイルをつけてやるほうが良いですが、つけなくても効果があります。耳の感染症がある人は耳にオイルが入らないようにします。

耳のマッサージ

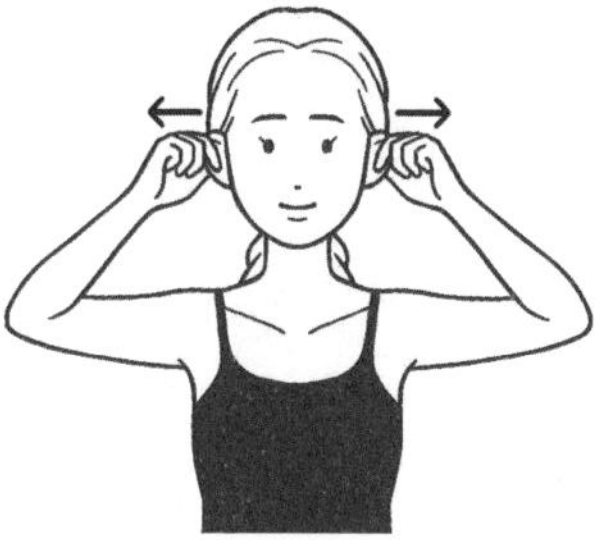

まず、両耳を親指と人差し指でつけ根からつかみ、横に気持ちいい範囲でグッと引っ張ります。

1

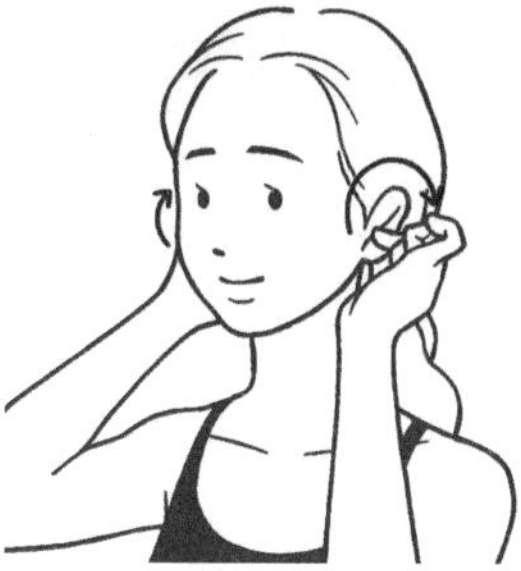

つけ根をつかんだまま耳を前方へ引っ張ります。その後ゆっくり円を描くように後ろに回します。1周したら、反対側に回します。

2

3

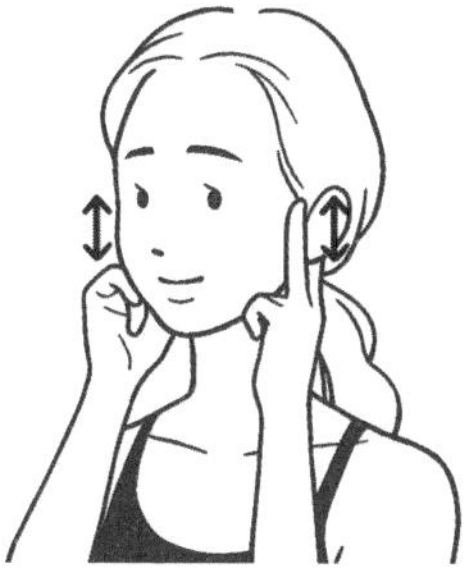

次に、人差し指と中指で両耳を挟み、歯を食いしばった時に力の入る咬筋を押しながら、上下に動かします。

4

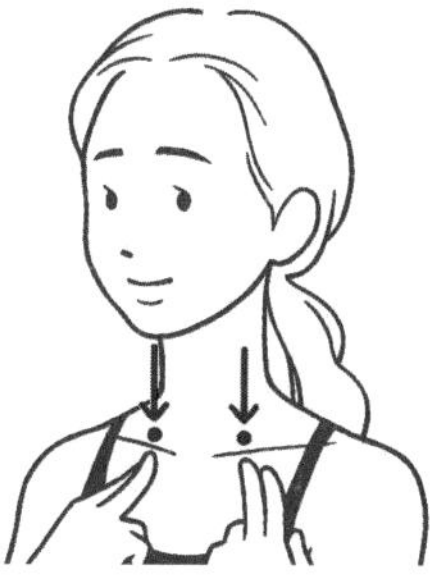

人差し指と中指を首までスライドさせ、老廃物をリンパまで流します。

ステップ3　頭のマッサージ

ステップ1と2で、自分をマッサージすることや、オイルの感触に慣れてきたら、次は頭のマッサージをしてみましょう。

アーユルヴェーダで、忙しくても必ずやるべきと言われる最後の部位が頭です。

私のサロンでも非常に人気が高いのが、この頭のマッサージです。頭皮をほぐすと顔面神経を含む脳神経が緩み、血流も良くなるので、ストレス緩和・頭痛解消・眠りの質が良くなる・美肌やリフトアップ効果など、いろいろなことに効果があります。

頭皮マッサージは、今でこそ脳神経外科など西洋医学でもその効果が認められていますが、もともとのルーツはアーユルヴェーダだと言われています。

頭皮のマッサージは自律神経を整えるので全身に効果がありますが、それを5000年以上も前からわかっていたとは、伝統医学の深遠な知識には驚かされます。

頭皮マッサージで、自律神経が整うプロセスは102ページにある通りです。

頭と顔のマッサージ

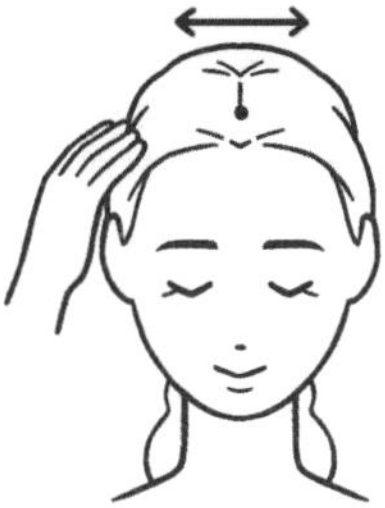

まず、頭のてっぺんにオイルをつけます。自分の眉毛から、閉じた指8本分上のところが「エネルギーポイント」と呼ばれる、「気」が出入りする場所です。そこにオイルを塗り、右手でエネルギーポイントにオイルをすりこむように刺激します。

1

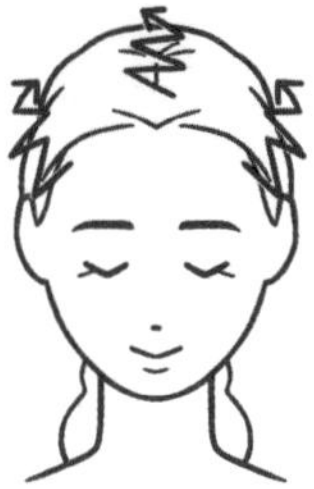

頭全体にシャンプーをする時のようにオイルを塗り、両手でなじませます。髪ではなく、頭皮に塗るイメージです。爪を立てないように、指の腹でしっかり頭皮を押し、側頭部、後頭部とジグザグを描くようにマッサージします。

2

3

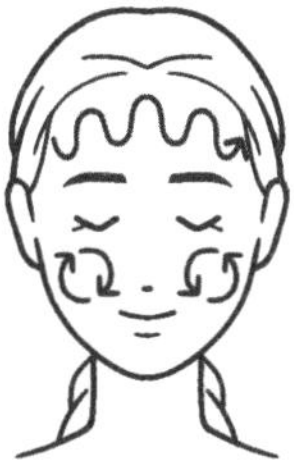

次に顔を行います。オイルをつけ、おでこに手のひらを密着させたまま、左手でおでこの横ジワを上下に伸ばすイメージで、波を描くように右から左へと手を動かします。頬は両手を密着させ、円を描くようにくるくる心地よい圧を入れながらマッサージします。

4

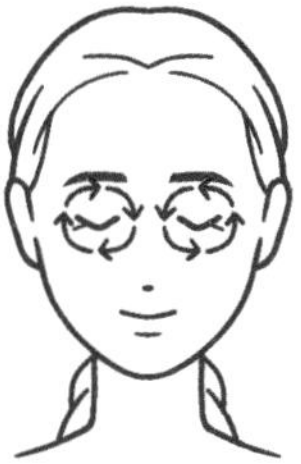

続いて目のまわりも両手の指の腹で円を描くようにマッサージをします。力を入れ過ぎず、オイルを使ってすべらすように行います。

①頭部の皮膚や筋肉がほぐれ、血流が改善する。
②心臓から頭部に血液が送られやすくなり、その通り道の首や肩も血流が良くなる。コリが改善され、全身の血流も改善される。
③脳の血流が良くなると、自律神経をコントロールする視床下部という部位が活性化する。
④視床下部から様々なホルモン分泌に関係する「下垂体」という部位に指令が出て、成長ホルモンや女性ホルモンにかかわる卵胞刺激ホルモンや黄体形成ホルモンが分泌される。

オイルなしのマッサージでも良いですが、オイルを使用するとフケ予防や髪の乾燥予防にもなるので、お風呂に入る前にやってみてください。

基本の3つのマッサージで
365日心地よく過ごす♪

Ear Massage

耳のマッサージ

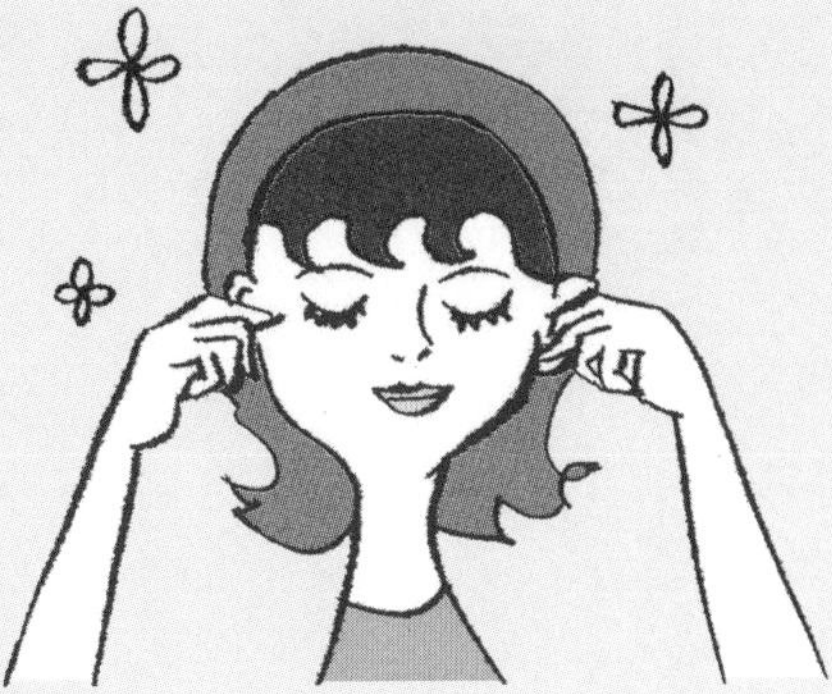

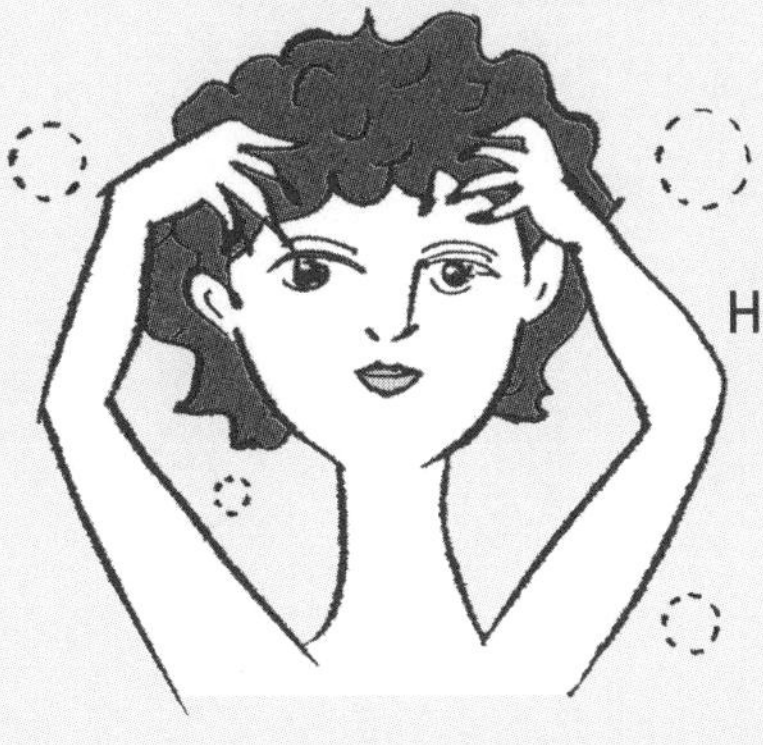

Head & Face Massage

頭と顔のマッサージ

Foot Massage

足のマッサージ

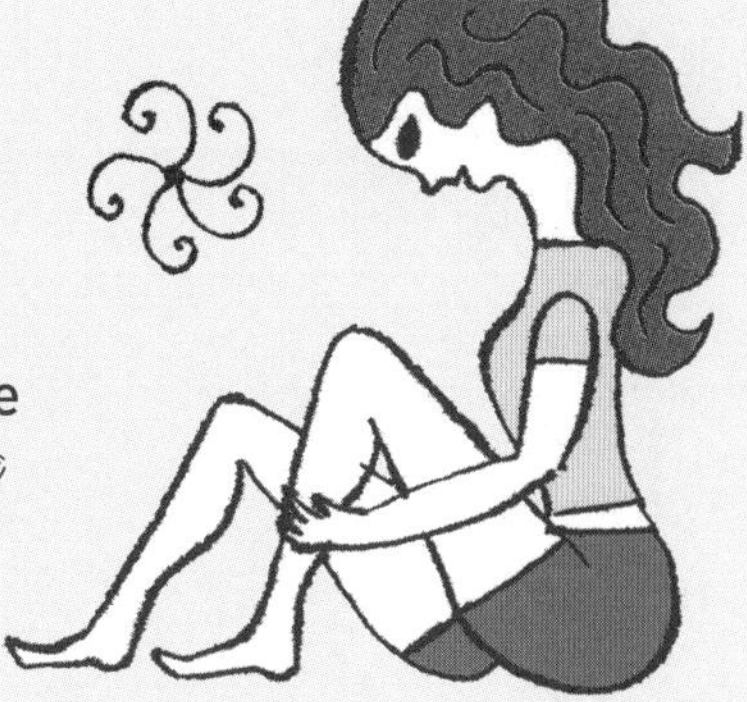

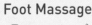

全身マッサージ

部位別だけでなく、全身もやりたいという方向けに、全身マッサージの方法をご紹介します。

部屋の中で全身マッサージを行う場合、汚れても良いバスタオルを敷き、その上で行います。大きめのスプーン1杯ぶんのオイルを手に取り、手のひらで温めてから肌に塗ります。手が冷たい人は、湯煎でオイルを40度くらいに温めると良いでしょう。

1．まず、頭マッサージと耳マッサージを行います。

2．次に首と肩です。首は全体を下から上へ両手でできるだけ手を密着させてさすり、肩は関節の上で手のひら全体を使って円を描くようにします。

3．次に腕と指を行います。まず肩の関節を両手で円を描くようにさすったら、肘の関節まで流し、肘の関節をさすります。その後、手首まで流し、手首の関節の上をくるくるさすります。指も1本1本もんでオイルをすりこみます（内側と外側の両方を行うと良いでしょう）。

4．次に胸を行います。胸のまわりを円を描くように外回り、内回りとマッサージします。

5．続いて、お腹、背中、腰のマッサージです。お腹は時計回りに右手を密着させて大きく円を描くようにマッサージをします。背中は手の甲にオイルをつけ、背中から腰にかけて、お腹と同様、円を描くようにマッサージします。そして、腰は、腰のくぼみあたりを両手の親指で軽く指圧します。

6．最後に足です。足はつけ根から、膝の上、ふくらはぎの最も太いところ、足首、と4カ所を2．と同様、手のひら全体でくるくると、円を描くようにマッサージをしながら、流していきます（足の内側と外側の両方を行うのがお勧めです）。

よく「リンパマッサージは足先から心臓に向かってやるのに、足先に向かって流すという、逆の方向なんですね」と言われますが、その通りで、アーユルヴェーダマッサージは「気」の流れに沿ってやるので、心臓から手先、足先に向かう方向でさすっていきます（減量目的のトリートメントは足先から上に流します）。そして、足全体が終わったら足の裏を行います。やり方はステップ1（96ページ）のやり方と同じです。

これでマッサージはおしまいです。そのまま温かいシャワーですぐに洗い流してかまいません。

本来は、マッサージ後15～20分ほど入浴してオイルをさらに浸透させるのですが、全身マッサージをしただけで十分、経皮吸収されているので大丈夫です。

動画を用意しましたので、107ページのQRコードを読みとり、実践してみてくださいね。

体に残ったオイルはお湯でよく洗い流します。肌がもともと乾燥している人は、皮膚がオイルを吸収して肌にほとんど残っていないはずです。ベタつきが残っている人は石鹼で洗い流してもかまいませんが、洗浄力の強いボディソープは肌の乾燥の原因となるのでお勧めしません。髪の毛は、シャンプーを使って洗ってかまいません。

耳と足の裏は寝る直前にやったとしてもタオルで拭き取ればすぐ眠れますし、頭はお風呂に入る時間がなければオイルなしのドライマッサージでも効果があります。

オイルマッサージをした後は、床などがすべりやすいので気をつけてください。また、風呂場がオイルでベタつく時は、中性洗剤で洗えばすぐに落ちます。

何度も使用して、オイルが取れにくくなったタオルは、洗濯をする前に一度、熱湯に1時間ほどつけてから、洗濯機で洗うと汚れが落ちやすくなります。洗濯機の中に重曹をスプーン1杯入れても良いでしょう。

動画でわかる！
全身マッサージ

マッサージをやってはいけない時

あらゆる不調を改善するオイルマッサージですが、やってはいけない時もあるのでお話しします。

1．ごま油のアレルギーがある時

パッチテストをして異常がある時はすぐにやめます。その場合ココナッツオイルで代用することができます。

2．満腹の時

オイルマッサージは空腹時に行い、食後には行いません。一番良いタイミングは、朝食前のお腹が空っぽの時です。

87ページで書いたように、オイルマッサージは肌からオイルという薬を食べています。ということは、食べた時と同様、体はオイルを代謝しなければいけないということです。空腹時に行うと、オイルがよく代謝され、またオイルマッサージの満足感から空腹を感じにくくなるので、自然に少食になるというオマケまでついてきます。

3. 熱がある時

熱がある時は、体の中にウイルスなど有害なものが侵入していたり、炎症を起こしているかもしれません。というのも、人体は発熱することによって免疫系を活性化させ、自然治癒力を高めようとするからです。そのためそういう時は、外部から新しいものを入れるのは良くありません。熱が下がってからマッサージを行います。

4. 怪我をしている時

出血を伴う外傷がある時も、傷口から雑菌が入る可能性があるので控えます。

5. 生理の時

生理中の女性の体はとても敏感です。オイルの香りで気持ち悪くなったり、皮膚にかゆみが出る人もいるので、生理初日から3日目まではマッサージを控えます。

6．妊娠している時

妊娠初期は体が敏感なため、マッサージをしてはいけません。特に避けるのはお腹と背中部分は避けます。妊娠の後期で状態が安定していれば、膝下だけ行うぶんには問題ありません。

特に妊娠中は足がむくむので、膝下のマッサージをすると気持ち良いです。

7．その他、だるさ、吐き気、二日酔いなど、急性の不調がある時

吐き気やだるさなど、急性のものの場合は、体内で毒素が発生している証拠です。毒素がある時は、まず栄養を入れるのではなく、排泄をしたほうが良いので、マッサージはしません。

アーユルヴェーダ式
リセット⑨

お風呂は１日の疲れと汚れを取るお清めスポット

体を休ませるために一番大事なことは「力を抜くこと」です。体がガチガチにかたまったり、寝ても疲れが取れないのは、普段、無意識に体に力が入っているからです。体に力が入っている人は、見ればすぐわかります。寝ている間に歯を食いしばっているので、エラの部分が発達していて、上半身は常に前のめりで肩が内側に巻き込まれ、肩も上がっている状態です。

そんな体の緊張を解くのに良いのは**「入浴」**です。日本でも「湯治《とうじ》」のように温泉に入って療養する文化がありますね。お風呂に入り、体を芯から温めて汗をかくと、汗と一緒に体内の毒素が流れ出て、それだけでデトックスになります。また、血液の循環を促進することで、代謝を高め、肌を若返らせます。

アーユルヴェーダの場合は症状や不調に合わせてお湯にハーブやスパイス、牛乳など、自然のものを入れます。

アーユルヴェーダには「発汗療法」というトリートメントがあります。本格的な発汗療法は、薬用ハーブの煎じ液の蒸気を体に当てて、汗をかかせる方法ですが、入浴を工夫するだけでも効果があります。

よく、入浴を勧めると「ゆっくりお風呂に浸かっている時間がもったいない」とおっしゃる人がいるのですが、私は忙しい人ほどお風呂に浸かってほしいと思っています。体が緩むことで、筋肉のこわばりや硬直が取れ、睡眠の質も良くなるからです。優秀なアスリートほど、体を緩めるのが上手という話を聞いたことがありませんか？　筋肉を動かす時はバネのように緩めたり縮めたりしてパワーを出すのですが、筋肉も神経も、ずっと緊張しっぱなしでは本来の力を発揮することができません。休む時はとことん緩めることで、効率良くエネルギーをチャージし、いざという時は集中して最高のパフォーマンスが発揮できるのだと思います。

どうしてもお風呂でじっとしているのが苦手な人は読書をしたり、オーディオブックを聞いてみても良いでしょう。

お風呂を聖なる場所にする

お風呂は体をデトックスするだけでなく、心を浄化する作用もあります。

もともと日本では「お清め」という概念がありますが、これは神道の考え方で「穢《けが》れ」を浄化すること。穢れとは物理的な汚れだけでなく、罪、過ち、死、災いなど「不浄」を連想させるものや、「気枯れ」と書かれることもあるように精神的に沈んだ状態のことも指します。その空間や体にまとわりついた穢れを落とすことがお清めなのです。

水で体や精神、ひいては魂まで清めるという概念は、古代エジプト、中国、ネイティブアメリカンなど多くの文化に共通する概念でもあります。

アーユルヴェーダ発祥のインドではガンジス川での沐浴《もくよく》が有名ですが、その時に人々はマントラと呼ばれるお祈りの言葉を使うそうです。

実は、私たちも自宅のお風呂を浄化の場として見立てることで、同じ効果を得ることができます。より意識を高めたかったら、お祈りの言葉をつぶやいても良いでしょう。

「このお湯は母なる月のエネルギーと、父なる太陽のエネルギーで、光が注がれています。このお湯は私を浄化します」と、このように唱え、お風呂に入るだけです。

またお湯を流す際も、心や体にたまった汚れが水に溶け出て、流れていくような感覚を持って流すようにすると、非常にさっぱりとした感覚を味わうことができると思います。

仕事で嫌なことがあった日や、家族とケンカした日など、心がモヤモヤした日に、お風呂の中で浄化しましょう。

自分の中にある汚い気持ちが溶け出て、体の汚れと一緒に流れていくイメージをするとその気持ちを引きずることなくリフレッシュできるはずです。

入浴のコツ

アーユルヴェーダが奨励する入浴のタイミングは「朝」です。これは舌磨きや白湯飲みのように、夜のうちにたまった毒素を浄化するためです。浴槽に浸かる時間は15

分ほどです。

また朝にオイルマッサージをしていればそのまま入浴してさっと流せますし、何より発汗することでオイルの抗酸化成分が肌によく吸収されるなど、嬉しい効果ばかり。

また朝は体温が低い人が多いのですが、入浴することで血流が良くなり、体温が上がります。すると目が冴えるので、眠い頭のままダラダラと過ごすことがなく、午前中を有効に使えるようになります。

朝に入浴する時間なんてないという人もいるかもしれませんが、次のように考えたらどうでしょうか。

夜に入浴して髪を乾かしたりしている時間を省略して早く眠り、その時間の分、早起きをしてお風呂に入る、そうすればかかる時間はほとんど変わらないはずです。

もし夜に入浴する場合は、食後、2時間は空けてからお風呂に入ると良いです。入浴中は交感神経がやや活発になるので、消化活動が止まってしまいます。ですので食べた直後にお風呂に入ると、消化不良を起こす危険があるからです。

お風呂の温度と長さ

お風呂のお湯の温度は体質と体調、そして季節によって変えます。**夏はやや温度を低く、冬は温度を高めにして、うっすら鼻に汗をかくくらいの長さで入浴すると良いです。**

入浴剤ですが、自然の恵みをいただき、バランスをとるというアーユルヴェーダの考え方からすると、「口に入れられるもの」以外はお風呂に入れないほうがいいでしょう。

経皮吸収は私たちが思っている以上に体内に吸収をします。特に性器は粘膜なので経皮吸収率は腕の約50倍です。

オイルマッサージで腕に塗ったオイルですら経皮吸収されてグングン体内に浸透しているのに、入浴して性器から入るお湯はその50倍も吸収されてしまうのです。ですから、口から入れるのと同じくらい慎重に入浴剤を選んでください。

基本的に人工的に合成された化学物質が入ったものは避け、自然由来の口から入れられるものの中から、得たい効能によってお風呂に入れるものを選んでください。

たとえば、牛乳１パックをお風呂に入れると牛乳風呂になりますが、牛乳に含まれるカゼインは軽い角質除去効果があります。牛乳風呂に入ると、肌が一皮向けたように明るくなり、美しく輝きます。


スリランカでは、ニームという薬草の葉っぱを丸ごとお風呂に入れますが、最近は日本でも入浴剤として袋に入っているものが販売されています。

ニームは、皮膚疾患や関節の痛みによく効き、抗菌作用もあるため、お風呂に入れると肌が若返るだけでなく、体の疲れが取れ、体を清潔に保ってくれます。

アーユルヴェーダ式
リセット⑩

祈りが永遠の若さの秘訣

最近のことですが、新型コロナウイルスの感染が拡大した時に、「祈りのポーズ」が国内の病院で行われている、と知り合いの医師の話で知りました。

もともと手術室での汚染を防ぐため、医療者が無闇にものに触れないよう「祈りのポーズ」をしていたのを、院内感染予防を目的として、外来診療の中でも行われるようになったという話です。

祈りのポーズとは、両手のひらを合わせる、合掌のポーズです。

日本は無神論者の方も多いですが、お正月や受験の時には神社に行ってお祈りをするという、ちょっと変わった国民性です。私自身は、実家に神棚や仏壇がない家だったこともあり、幼少期は「祈る」という行為と無縁で育ったのですが、アーユルヴェーダと出会って「祈り」が身近になりました。

スリランカで、アーユルヴェーダセラピストとして働いていた時、朝一番にすることは、アーユルヴェーダサロンにある神棚に祈ることでした。

神棚といっても、日本にあるような神棚ではなく、アーユルヴェーダの神様のダヌワンタリやシヴァ神を祀った神棚でした。スリランカ人のほとんどが仏教徒ですから、老若男女を問わず、「祈り」が日常にあります。

朝、目覚めたら、マントラと呼ばれるおまじないのような祈りを、まるで童謡を歌うように神様に捧げます。

ここでいう祈りとは、「受験勉強で志望校に合格させてください」「宝くじを当選させてください」というような利己的な祈りのことではありません。

祈りには「自分の欲を満たすための祈り」と「他者の幸福を祈る」、利他的な祈りがあると思いますが、アーユルヴェーダが勧める祈りは利他的な祈りです。

利他的な祈りをすると、心身ともに若返ると言われています。これは脳科学的にも説明ができることです。

人間の脳には「社会脳」と呼ばれる、「自分の行動が、他者に喜んでもらえたか？」を判断する機能があります。つまり、自分がやったことが、まわりの人に対して、社会にとって、良いことなのかを常に判断しているということです。

たとえば、他人の不幸を願うような祈りは、「社会的には良くないこと」と自分でもわかっているので、この場合はストレス物質の「コルチゾール」が出ます。

コルチゾールは生命に不可欠のホルモンですが、過剰に分泌されると、血圧を上げ、成長ホルモンの働きを阻害し、基礎代謝が低下します。基礎代謝が低いと脂肪が燃えづらいだけでなく、脂肪がつきやすくなります。


では、逆に他人の幸福を願う祈りはどのような効果があるのでしょうか。

他者の幸福を祈る時、人は愛情を抱いています。その時、脳内ではβ-エンドルフィンやオキシトシンなどの脳内物質が出ます。β-エンドルフィンやオキシトシンは「幸福感」や「快感」をもたらす脳内物質です。

つまり、**他者の幸福を願う時、私たちは単純に「気持ちいい」快感を感じる**ということです。たとえば、β-エンドルフィンは良い香りを嗅いだ時にも分泌されますし、オキシトシンは好きな人とのスキンシップや、母親が母乳を与えている時に分泌されます。特にオキシトシンは免疫力を高めるため、風邪なども引きにくくなります。子育てをしている母親が、寝不足でも風邪を引きにくいのはそのためです。

他にも、オキシトシンは筋力を高めたり、記憶力を高めるなど、心身にポジティブな影響を与えます。言い換えれば、他人の成長や幸せを祈っている時は、その人は心身ともに強く、若々しくなっているということです。

そう考えると、他者の幸福を祈ることは、実は自分にとって最高の心身の癒しになる、ということです。

祈りのコツ

祈りがすごい力を持っていることはわかったけれど、実際に祈りの習慣がない人にとっては「何から始めれば良いのかわからない」かもしれません。

ここでは、「祈り初心者」にお勧めの祈り方をお伝えしたいと思います。

1. その日に会う予定の人の幸せを祈る

まず最初にやってみると良いのが、その日に出会う人のことを思い浮かべて、その人たちの幸福を祈ることです。祈る時は視覚情報を使って、祈りの対象をイメージングすることが重要です。

イメージングとは、相手の笑顔や、幸せそうな様子を想像するということです。多くの人にとって、身近な家族や友人、同僚の笑顔は想像しやすいのではないでしょうか。

祈りというと、世界平和を祈るなど、大きなことを想像しがちですが、自分の生活の中で実感ができないようなものだと、なかなかイメージができません。そのため、まずは「その日に会う予定の人」など、頭で思い浮かべやすい人のことをイメージして祈ると良いでしょう。

祈るタイミングは、朝起きた直後がベスト。朝食や朝の支度の前に行うほうが、邪念や焦りの気持ちがなく、純粋に相手のことを想って祈れるからです。

今日、会う予定の人の笑顔を一人ひとり、思い浮かべながら、その人たちが、自分とかかわることによって、「あなたに出会えて良かった」と思えるような、明るい未来を過ごせるよう祈ります。

もし、在宅勤務の方や主婦の方など、特に人に会う予定がないという場合は、家族や友人、他にもほんの少しかかわるだけの人や、「自分がＳＮＳに投稿した文章を読んだ人」など、間接的にかかわる人の幸せでも良いでしょう。

「自分の笑顔や話す言葉で、相手が明るい気分になってくれたらいいな」というイメージをしながら祈りましょう。

２．「お任せします」のひと言が最強のキーワード

祈りは他者の幸福を祈ること。でも何か特別な言葉が必要なの？　と思われるかもしれません。

私が祈る時は、サンスクリット語のマントラや神道の祝詞《のりと》など、特別なお祈りの言葉を使いますが、そのような特別な言葉でなくてもかまいません。

また、祈りは声に出したほうが良いですが、心の中でつぶやいてもかまいません。

ただ、**最後に「結果は、天にお任せします」と、つけ加えることがポイント**です。

人は祈りをする時に、どうしても結果に執着してしまいます。ですので、結果を放

棄するためにつけ加えるのです。結果を放棄するとは、見返りや成果を期待しないということです。

自分が祈ったことと真逆の結果となってしまった時、人は極端に落ちこんだり、祈りが届かなかったことに恨みや失望を抱きます。ですが、祈りとは、本来、未来を自分の思い通りにコントロールするためではなく、純粋に相手の幸福を願うことに意味があります。

ですので、「私が祈ったところで、結果はどうなるかはわかりませんが、それでも、あの人の幸福を祈ります」という気持ちで、祈った後のことを考えないことが重要なのです。

3. 祈り続けること

1と2のようなことに気をつければ、後は特に決まりはありません。時間も、1分でも10分でも良いのです。

場所も落ち着いた気持ちでできるのであれば、自宅でも会社でも、どこでも大丈夫です。何より重要なのは毎日、祈り続けることです。

祈りとは、筋力トレーニングに似ています。美しい肉体美を目指して筋トレをするとして、1年間に1日だけ1時間、筋力トレーニングをしても体に変化はありません。同様に、初詣で年に1度だけ祈ったとしても、自分の心身への変化はさほどないでしょう。

毎日、コツコツとプラスの刺激を脳に与えることで脳細胞も鍛えられ、精神状態や肉体の状態も変わっていきます。

人の幸せを祈ること、それが自らの幸せにもつながるのです。祈りによって、幸せの連鎖をつくっていきましょう。

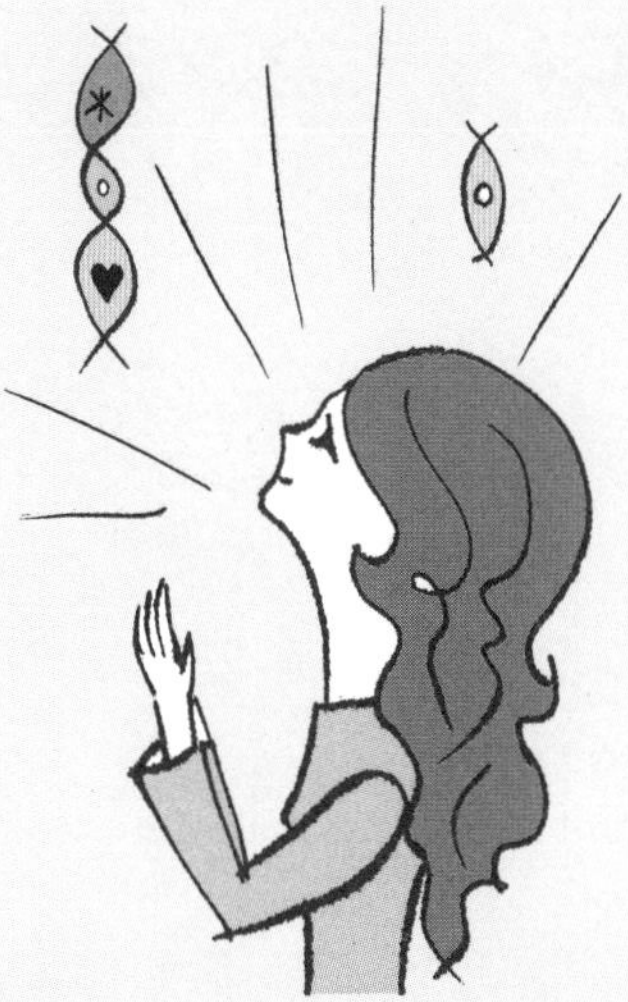

第3章

「心を整える」──若返る行動の長寿薬

アーユルヴェーダに学ぶ幸せな生き方

ストレスや執着を手放せば、免疫力が上がり、若返る！

とにもかくにも「痩せたい」「小顔になりたい」「足が細くなりたい」と思っていた過去の私は、「効果がある」という口コミがあれば、運動でも、食事でも、サプリメントでも、エステでも、何でも試していました。

また、当時、まだ20代前半だったにもかかわらず、毛穴が目立ち、こめかみやおでこにニキビができていた私は、少しでも肌を綺麗にしたくて、日々、芸能人が使っている化粧品を試してみたり、美容家の本を読んではコットンパックをしたり、研究を重ねていました。

そんな時に出会ったのが、アーユルヴェーダのオイルマッサージでした。オイルを使うのははじめてでしたが、翌日から、肌のトーンがワントーン明るく、体内から輝くような印象になり、以来すっかりアーユルヴェーダの虜《とりこ》になりました。

しかし、肌が変化した以上に、圧倒的に異なる点がありました。それは、アーユルヴェーダを始めてから、「オーラが変わったね」と言われるようになったことです。

オーラとは、何とも抽象的な言葉ですが、今思えば、当時の私は「心」が、大きく変化していたのだと思います。

16ページでもお話ししたように、アーユルヴェーダは、「肉体」「精神」「感覚器官」「魂」の4つの要素から生命はできていると考えます。

これは、**「肉体を美しくするには、精神、そして魂を磨かなければいけない」**ということ、そして、**「良い人生を送るには、五感が喜び、適度に感覚器官を休ませることが重要**（たとえばパソコンを見過ぎて目を使い過ぎることは、肉体にも精神にも悪影響を与え、生命に良くない）」という、アーユルヴェーダの教えです。

このように、精神と肉体は相互に影響しあっていると考えるため、どんなに外側から高価な化粧品を塗っても、心が美しくなければ、醜い心は外側にあらわれると考えるのがアーユルヴェーダです。

あなたのまわりにもいませんか？　笑顔が素敵で、その人がいるだけでその場がぱっと明るくなるという魅力的な人が。

そういう人を惹きつける魅力のある人は、外見の美しさだけではなく、内から溢れ出る魅力を持った人だと思います。

私は幼少時代から人見知りで、内気な性格だったので、たくさんの人から愛される性格になるのは無理だと思っていました。性格なんて、なかなか変えられるものじゃない、と思っていたのです。

しかし、アーユルヴェーダは魂を美しくするための「行動」についても教えてくれました。それが**「行動の長寿薬」、アーチャララサーヤナ**です。

ラサーヤナとは、サンスクリット語で「若返り」という意味ですが、アーチャララサーヤナは、**「行動するだけで、外見も心も若くなる」**という、若返りに良い行動規範のことです。

外見を変えたかったら、まず内面から変わること。そうすることで、外見もみるみる変化していきます。

本当のことを話す（正直）

「嘘をついてはいけません」、私たちは幼い頃からそう教えられてきました。他人に嘘をつくのはもちろん良くないことですが、大人になってから他人に嘘をつくということはほとんどないと思います。

では、自分に対する嘘はどうでしょうか？　本当の思いを隠したり、自分の気持ちに嘘をつくことは、誰しもあるのではないでしょうか。成長して大人になるにつれ、自分に正直に生きていくのが難しくなっていくと思ったことはありませんか？

人が不幸せになるのは「思考」と「行動」が一致しない時です。

「今の仕事がどうしても楽しいとは思えないのに、何年も続ける」「もっと休みたいのに、怠けていると思われたくなくて働く」「痩せたいのに、つい誘惑に負けて食べてしまう自分が嫌だ」。そんなふうに、自分が考えていることと、実際にやっていることが違う時は自分に嘘をついています。

人は、自分がやるべきだと思っていることと違う行動をしていると、ストレスがたまります。心理学ではこれを「**認知的不協和**」と言います。

認知的不協和とは、自分の心の中に矛盾を抱えた状態に感じる不快感のことです。

認知的不協和が起こると、心の中に矛盾を抱えている状態が不快なので、人は無意識のうちに矛盾を解消しようとします。その結果、自分にとって都合の良い情報だけを選んだり、物事を都合の良いように解釈してしまうのです。

この認知的不協和を説明するのに、わかりやすいお話が、『酸っぱい葡萄《ぶどう》』という有名な童話です。

あるところに狐がいて、木に葡萄がなっているのを見て取ろうとするのですが、高い位置にあるので取れません。そこで狐は手に入らなかったという気持ちが不快なので、「どうせあの葡萄は酸っぱいから、自分には必要ないんだ」と結論づけて、葡萄を諦めた、という話です。

私たちもこの狐と同じように自分に嘘をついていることがあるのではないでしょうか？

本当は、叶えたい夢や成し遂げたいことがあっても、それにチャレンジするリスクや、まわりからの評価を考えると、挑戦するのが怖くなってしまい、「リスクがあるからやめたほうが良い」、「収入が低くなるから、きっと後悔する」というように、自分のやりたい気持ちに嘘をついて、自己説得してしまうのです。

でも、心にはどこかモヤモヤが残っているので、こうした状態はストレスホルモンがたまります。言うまでもなく、ストレスは健康にも美容にも良くありません。それだけでなく、自分の可能性を自ら閉ざしてしまっています。

人にも自分にも正直に生きる

自分に正直でいるには、まず、素直でいることが肝要だと思います。見栄を張ったり、強がったりせず、弱い自分を見せれば良いのです。どうせ、強がって本当の気持ちを隠してもすぐにバレます。

それなら、嘘をつかず、素直に自分の弱さを見せたほうが、「この人はかわいげがあって、誠実な人だ」と思われ、より応援されるはずです。

とは言っても正直でいることは、時に、何かを失うことと引き換えであったりするので、簡単なことではありません。

そういう時、私は、いつも歴史上の偉人に勇気をもらいます。私は偉人の伝記など、彼らが直面した困難と、それをどう乗り越えたか、というのを学ぶのが好きなのですが、偉大な経営者、出光興産の出光佐三氏はこんな名言を残しています。

「人は人のために生きると決断した時、人を超えるのです。
『決断』とは、文字通り、『決』めて退路を『断』つことです」

自分の心に正直でいるためには、時に、退路を断ち、チャレンジすることが必要です。

私は、27歳の時に大手ＩＴ企業を退職し、セラピストとして学びを深めるため、単身、スリランカへ移住しました。その時は、「人のために生きると決断し、退路を断った」と言えると思います。

当時、会社員の給料として同世代の平均年収の倍近い金額をもらっていて、そのまま日本で働いていれば経済的に困ることはありませんでした。

しかし、自分のやっている業務内容に納得ができず、自分はもっと世の中のためにやるべきことがある、と思っていました。

20代で若いからできたんだと思う方もいらっしゃるかもしれません。しかし、まわりの友人たちが結婚して子供もいる中で、安定した会社員という立場を捨て、スリランカに行くことは若いからこそ勇気がいることとも言えます。

現地でもらえる月給は2万円。1年間の給料は、24万円。30歳を前に、それで大丈夫か、親はどう思うだろうか……そんなことも頭をよぎりましたが、それでも、会社を退職してスリランカに行くことのほうが、自分の人生にとって必要だと思ったので、ほとんど迷わずにスリランカ行きを決めました。

インド哲学では、**「嘘をつかず、正直でいることを12年間続けると、その人が言うことはすべて現実になる」**と言われています。

誠実に生きていると、その人の言葉にはパワーが宿り、望む未来が、現実化する力が宿るということです。私はこの考え方が大好きです。

自分には特別な力は何もないかもしれないけど、毎日、自分にも他人にも誠実に、正直で、嘘をつかずにいれば、自分の言葉が影響力を持ち、未来をも変える力が宿るかもしれない。そう思うと、自分の言葉のパワーを強くしたいと思うのです。

心と体の美のためにも、今日から、ぜひ、正直な生き方を実践してみてください。

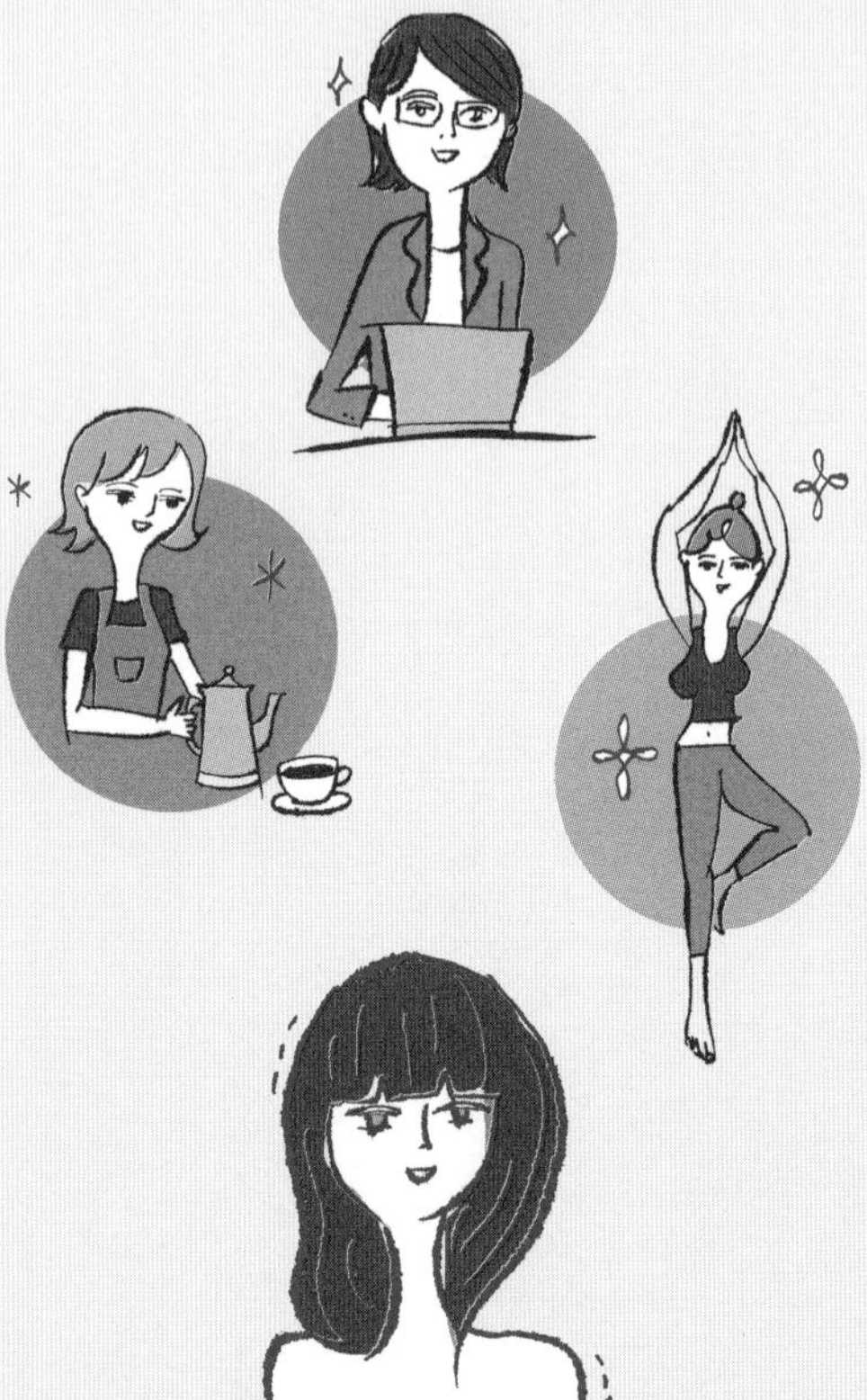

怒りは女を老けさせる

「ちょっと聞いてくださいよ。こんなひどいことを言われたんです」。同僚や後輩から言われることとありませんか？

誰かに失礼なことを言われたり、不当な扱いをされたら、誰だって頭にきます。そんな時は、イライラを誰かに打ち明けたほうがスッキリすると思います。

「あの人はいつも気が利かない」とか「自分のことばっかり考えていてムカつく」とか、怒りを自分の中にため込まずに外に出すことは、精神的に必要なことです。

でも、一方で、怒りをぶちまけた後は、スッキリするどころか、何だか疲れてしまって……ずっとイライラを引きずる自分が嫌なんです、なんて人もいるかもしれません。

そもそも、なぜ私たちに怒りという感情があるかというと、生物の進化の過程で、怒ることが困難に立ち向かうエネルギーになっていたからです。

たとえば人類の祖先が、野生動物に攻撃された時、恐怖とともに怒りの感情がこみ上げることで、望まない出来事に立ち向かう原動力となっていました。

現代でも、成功者や発明者の多くが、経済的にも困難な環境の中、社会に対する怒りや不満を原動力に、新しいイノベーションを起こしてきました。

怒りは必要な感情なので我慢して押し込める必要はありませんが、怒りを持ち続けることは、私たちの健康を害します。

怒っている時、私たちの体はどういう状態になっていると思いますか？

本来、怒りとは、自分が納得いかない不条理な出来事に立ち向かうための感情ですから、怒っている時は「敵と戦うための体」にするために交感神経を働かせ、消化の動きを抑制します。すると、心拍数が上がり、呼吸が速くなり、血圧も高くなります。

つまり、ずっと怒っている状態が続いたり、しょっちゅうイライラしている人は高血圧になったり、興奮して体がリラックスできない状態になっているのです。これでは、体にとっていいわけがありません。

それだけではありません。怒りを感じている時は、ストレスホルモンと呼ばれるノルアドレナリンが分泌されますが、このノルアドレナリンも心拍数を上げ、血圧を上げます。さらに血糖値も上がります。すると、血管が弱くなり、少しずつ自分の体を傷つけていくのです。

私は、講座でよく、**「人に怒る時は、焼けた石を、相手に投げつけるみたいだ」**と言います。

つまり、怒っている時に人に当たったり、責めたりすると、相手も傷つくのですが、怒りで真っ赤に燃えた石を素手でつかむことで、自分も大火傷《やけど》をする、ということです。

また、人間関係の点においても、怒りっぽい人は気が短く、自己コントロール能力が低いとまわりからみなされてしまいます。

一方、小さいことではイライラせず、どんとかまえている人は、「器が大きい」「冷静だ」などと、社会的にも評価されるように思います。

怒りが自分にとってデメリットだと感じるのならば、次に紹介する怒りをコントロールする3つのステップを意識することをお勧めします。

怒りを鎮める3つの方法

まず一つ目、**最初にすべきなのは「観察すること」**です。

怒っている時、人は感情的になっていて、自分と感情を同一視してしまっているのですが、怒りを鎮めるためには、まず、感情から3歩、4歩と離れて、自分の感情の動きを観察することが必要です。

「あ、自分は今、怒っているんだな」「何が気に入らなくて、私は怒っているのだろうか？」と怒りの原因を観察するのです。

感情に任せて怒っている時は、相手の行動や存在そのものに対し、怒りを感じてしまうのですが、自分の感情の動きを観察することで、怒りの原因を具体的に特定することができます。

たとえば「私は『デブ』と言われた……自分が気にしていることを言われたから怒っているんだな」とか「家事を分担したいと思っているのに、自分ばかりが家事をやっている……だから怒っているのか」などと、どのポイントで怒りを感じたのかを言語化してみます。すると、実は、相手に悪気はまったくなく、冗談のつもりで言っていたり、家事に対する自分の考えと相手との考えが違う、いわば価値観の違いが原因だった、ということに気づくのです。

このように、自分の気持ちから少し離れて観察をすることで、感情的になって、怒っていた時は見えていなかったことに気づく〝余裕〟が生まれてきます。

そうなると次にすべきなのが、**相手の立場に立ってみる**、ということです。

「この人、怒ってるけど、何か嫌なことがあったのかな」

「私に嫌がらせをするけど、この人も過去に何かされたのかな？」

と、相手の立場に立って、「なぜ、この人は、今こんなことを自分にするのだろうか？」と考えることができます。そして、相手にも理由があってそういう行動をしているということが見えてきます。

そして2つ目、人が相手を怒らせるような態度を取る時は、その人が疲れていたり、何か心配事があったり、時間に遅れそうになっていたり、何か他にイライラしている理由があることが多いです。

また、自分が疲れているために、普段だったら気にならない些細《ささい》なことに過剰に反応しているだけということもあります。そうやって**相手の視点に立つことを習慣にすると**、同情すべき点、許せるポイントが見えてくることも多いです。

そして、ここまできたら、最後のステップは**「相手を許す」「怒りを手放す」**ということです。

すでに述べた通り、怒りを感じているままでいることは、自分の健康と美容にとってよくありません。であれば、このまま怒りを持っていたいのか、それとも相手を許して、怒りを手放したいのか、考えてみれば自ずと答えが出るはずです。

人を許さないことで、一番つらいのは自分です。

自分のためにも、相手のためにも、怒りをコントロールする能力を身につけることで、より自分の人生をコントロールできるようになるでしょう。

人を傷つけないと、無敵になる

インド哲学には、ヤマと呼ばれる**「人格を高めるためにやるべきこと」**というものがあります。

その中で最も有名なのが**「アヒンサー」**だと思います。アヒンサーとはサンスクリット語で「非暴力」のこと。インド独立の父と呼ばれたマハトマ・ガンディーの非暴力・不服従運動が有名ではないでしょうか。

ガンディーは武器や戦力を使わずに、愛と自己犠牲によって相手の良心に訴え、インドの独立を成し遂げました。

非暴力と言ってもただ単に暴力を他人にふるわない、というだけではありません。いかなる場面や、いかなる時でも、まわりの人や友人、家族、同僚、小さな生き物から大きな動物まで、生き物を傷つけるような行いをしないということをアヒンサーと言います。

物理的な暴力の他に、人を傷つけるような言葉のことも暴力とみなします。他人や自分を悲しい気持ちにさせる言葉や冷たい視線、陰口、悪口、これらもすべて慎むべきです。

インド哲学では**「非暴力を12年貫くと、その人のまわりには敵意がある人がいなくなる」**と言います。敵意を持っていた人ですら、その人の懐の深さ、優しさ、精神力の強さに影響を受け、敵対する気持ちをなくしてしまうのです。

私たちが日常でアヒンサーを行う場合は、苦手な上司や仲の悪い友人、家族が「敵」に相当すると思いますが、苦手な人と戦わないようにするには、どうすればいいでしょうか？

みんなから好かれるようにする？

完璧に振る舞って、ボロを出さないようにする？

やろうと思えばできるかもしれませんが、いつもそんなに頑張っていたら自分が大変ですよね？

みんなに好かれようとすると、我慢することも多くなって、きっとある時、限界がきてしまうはずです。

私はすべてを受け入れて、自分のせいにするのは、正しいアヒンサーだとは思いません。私がサロンでお客様の相談にのっていると、人間関係で悩む人の多くが、「自分が、ちゃんとしないといけない」「自分が、もっと強くならないと」と、自分を責めて、我慢をし過ぎているように思います。

人を傷つけないようにと考えるあまりに、自分自身を傷つけてしまっている……それはそれで「自分への暴力」をしています。

「どうせ私なんか」「私にはできない」、そんな、自分が傷つくような言葉を自分にかけていませんか？　他人を傷つけないようにするのと同じくらい、人は、自分を傷つけない努力をすべきです。

「私なんか……」そう言った時、もし涙がこみ上げてきたなら、それは、魂がその言葉を否定をしている合図だと私は思っています。

脳が自分を否定する言葉を言ってきたとしても、魂は「それは本当の自分じゃない。その言葉は嘘だ」と思って抵抗するから、悔しくて悔し涙が溢れてくるのです。

自分も相手も傷つけない生き方をしよう

では、相手を傷つけずに、自分も傷つけずに生きるためにはどうすればいいか。

それは、相手が「剣」を抜いたら、別次元へワープすると良いんです（笑）。

つまり、相手と同じ土俵に立たないということ。つまり、相手にしなければいいということです。

そもそも、自分に敵意を持った人と冷静に話そうと思っても、聞く耳を持ってもらえることは滅多にありません。

ですので、そうではなくて、相手がケンカ腰だったり、ちょっと機嫌が悪いようであったら、真に受けず、自分の目の前に透明なバリアをつくるイメージで、**「私は、あなたの怒りのエネルギーを受け取りません」**と、心の中でつぶやくと良いです。

そして敵意を持っている相手を地上に置いておいて、自分はスーッと空に飛んで、上から見守るようなイメージをすること。相手と別次元に飛んで、離れたところから観察しながら、「あなたが、また心地良い気分にすぐに戻れることを心から祈ります」と相手のことを想って、心の中で唱えます。

大事なことは、「この人とは合わない」と決めつけないこと。たまたま、その人の機嫌が悪い時に話してしまったのかもしれないし、価値観が違うだけで、悪い人ではないかもしれません。

自分から心の扉を閉ざすと、必ず向こうも反発してきます。**相手にしない、戦わない。**非暴力・不服従の精神です。

私自身、苦手な人を苦手だと思わないようにして、抵抗したり争うことをやめてから、「嫌な人」に出会うことがめっきりと減りました。そうなってから気づきましたが、自分を攻撃してくる人も、こちらが戦う気がないと、張り合いがないのか離れていくようです。

こういう話を聞いたことがあります。

とある家庭に2人の幼い娘がいました。長女は、生まれつき体に障がいを持っており、力が非常に弱く、一方、次女は、障がいを持っていませんでした。

長女がおもちゃで遊んでいると、次女が近づいてきて、おもちゃを取り上げてしまいます。長女は力が弱いので、おもちゃを取られても抵抗できません。

長女が諦めて、他のおもちゃで遊び始めると、次女がまた近づいてきて、長女のおもちゃを奪ってしまいます。

しかし、長女は泣きもせず、怒りもせず、また黙って、他のおもちゃを取りに行き、それでまた遊び始めます。

そうやって3回も同じことを繰り返すと、次女は長女が何の反応もしないのが面白くないので、4回目は、次女が長女の隣に座り、同じおもちゃで一緒に遊ぶようになったそうです。

この話を聞くと、敵をつくらないとは、相手より強くなることではなく、相手の戦意を奪うことなのだな、とつくづく思います。

あなたが相手を「敵」だとみなさなければ、誰もあなたの敵になることはないでしょう。そうすると、あなたは無敵の存在になるのです。

もちろん、すべてがそのようにうまくいかないこともあるでしょう。しかし、相手を受け入れようとする広い心と、強い覚悟、大きな愛情は、どんな時代のどんな場所でも、人の心に大きな影響を与えます。

「私はあなたの怒りのエネルギーを受け取りませんし、影響も受けません」

こう心の中でつぶやき、「あなたが、心地良い気分にまたすぐに戻れることを、心から祈ります」と心の中で唱えること。

相手へのざわざわした気持ちが出てきた時にはぜひ思い出してください。

チャリティーで人生が豊かになる

「世界で最もチャリティーや人助けに熱心な国ランキング」というものがあります。

125カ国以上の国を対象に、最近1カ月の間に寄付をした人、ボランティアに時間を費やした人、見知らぬ人を助けた人などの割合を調査するものです。

2009年から2018年の10年間の平均のランキングだと、1位はアメリカ、2位はミャンマー、3位はニュージーランド、4位はオーストラリア、5位はアイルランド、6位はカナダ、7位はイギリス、8位はオランダ、9位はスリランカ、10位はインドネシアでした。

私の恩師はスリランカ人のアーユルヴェーダ医師ですが、彼は日頃からよくチャリティーをしていました。飲食店に入ると小銭のお釣りを寄付に回したり、寺院に行っても必ず寄付をしていました。

一方で日本は何位だったかというと107位。先進国の中では最下位です。

アメリカやイギリスで一部の富裕層が寄付金額の平均額を引き上げているということはあるでしょうが、それでも7割近くの国民が日常的に寄付をしていると言いますから、日本のチャリティーやボランティアに関する意識がかなり低いことがわかります。

アーチャララサーヤナ（行動の長寿薬）では、チャリティーをするのは健康や若返りにつながると考えます。

これは何も根拠のない話ではなく、多くの大学や研究機関で、ボランティアと健康の関係が明らかにされています。

アメリカの心理学会によると、ある実験では、回答者は過去10年以内にボランティア活動をしたかどうかとその頻度、ボランティアをした理由を聞かれた場合、その理由が利他的な動機だった場合と、自己的な場合とで、死亡率が変わることがわかりました。

ボランティアの活動をしたい主な理由として「他人の役に立ちたい」「社会的つながりを大事にしたい」というような理由を挙げた人は、ボランティアを行わなかった人より長生きしたことがわかりました。

一方で、ボランティアの理由が、個人的な満足のためだった人は、ボランティアをまったくしなかった人と同じ死亡率だったということです。つまり、研究によると、「ボランティアをする理由が、自分のためではなく、純粋に他人を助けることである限り、そうでない人よりも長生きする可能性がある」ということを示唆しています。

「人のためは、自分のため」

なぜ、このような実験結果になったのでしょうか。研究者の説明によると、誰かの役に立つことや、人に喜んでもらうことが、人生の目的意識を高め、それが生きる原動力になっていると考えられているということでした。

私は東洋医学のセラピストとして、この生きる意志や、人の役に立ちたいという欲求が肉体に与える影響に何度も驚かされてきました。

生死に与える影響だけでなく、たとえばアルツハイマー患者がボランティア活動をすると脳の働きが活発になり、症状に改善が見られることもわかっています。

逆を言えば、仕事一筋だった人が、定年になって社会とかかわることがめっきりなくなると、肉体がみるみる衰え、うつ病やがんになりやすくなる、という話もよく聞きます。まさに「人のためは、自分のため」なんだな、と思わされます。

アーユルヴェーダとシスターサイエンス（姉妹の科学）であるヨガの教えでも、**「与える時は見返りを求めてはいけない」**と教えます。

「私はこの人から何を得ることができるだろうか？」という下心を持って行う奉仕活動は、奪う行為に等しいのです。それは奉仕ではなく、〝取引〟です。

見返りをもらおうとしなくても、与えることを通じて、人は喜びを得ることができます。他者を思いやり、持っているものを分かち合うことで、私たちは他者との間につながりと安らぎを感じます。

実際にチャリティーや、知らない人を助けるボランティアをしてみようと思った時に気をつけるべき点は次の2つのことがあります。

一つは**与えるものをよく識別すること**。

『自己を知るヨーガ』（スワミ・サッチダーナンダ著・めるくまーる）という本の中

にこういうことが書いてあります。

「もしある人があなたにものを乞うたなら、そしてあなたがその人に何かを与えたなら、自分が彼を助けているのだとは考えないことだ。彼があなたを助けているのだ。彼はあなたに、あなたの寛大さを示す機会を与えてくれたのではないだろうか？　受け取る人が誰もいなかったら、どうして贈ることができるだろう？　与える人は受け取る人に感謝するべきである。

しかし、ドアをノックして押し入ってまで与えてはならない。人間は無生物でもなければ、ただの動物でもない。彼らには少しばかり、特別な知識と識別力が賦与されている。あなたには、受け取る人のために識別力を使う完全な自由がある。

もし酒に酔った人があなたのところへ来て、『あと10ドルくれ』と言ったら、彼がそれをもってまっすぐ酒場に戻るということぐらい、すぐにわかるだろう。彼の健康のためによくないと思ったら、あなたはそれを断るべきである。そうした拒絶の中にさえ、自分自身ではなく彼のためという思いやりがある」

与えることは素晴らしいことです。しかし、何でも求めるままに相手に与え続けるのは、相手のためにならないこともあります。愛があるからこそ、時には心を鬼にして、与えないことを選ぶ必要があります。

私は講座中に、細かい質問を受けることがあります。以前は、聞かれた質問にはすべて答えよう、できるだけ早く回答をしようと思っていました。それが相手のためになるし、相手はそれで喜んでくれるだろうと思ったからです。

しかし、何でもすぐに答えが返ってくる環境にいると、人は自分で考えるのをやめてしまいます。

考えるのをやめ、人から答えをもらうことに慣れると、習ったことをすぐに忘れてしまいます。相手のためを思うのであれば、すぐに回答をするのではなく、「あなたはどう思いますか？　あなたの考えを教えてくれたら、その回答についてフィードバックをします」と答えるべきなのです。そうすれば、相手は学んだことを復習したり、自分の頭で考えるので、より理解が深まるし、記憶が定着します。

答えないことで、相手からは「面倒だな、ごちゃごちゃ言わずに教えてくれればいいのに」と思われるかもしれません。嫌われたくない、と思ったら、そこですぐに答えを教えるほうが楽でしょう。

でも、嫌われても良いから、相手に考える機会を与える、それこそが本当の愛であり、相手のためだと思います。

誰かに贈る気持ちを持ったら「考えず、迷わずに」

一方で、矛盾する考えに聞こえるかもしれませんが、**「何かを贈ろうと少しでも思ったら、考える前に贈ること」**も必要です。

人は、何かを与えようと思った、その次の瞬間にもう別のことを考え始めてしまいます。

「これは迷惑じゃないか」「これをあげるのはもったいないんじゃないか」「自分の手元に残したほうがいいんじゃないか」……そうやって、迷っているうちに、与えるチャンスはなくなっているかもしれません。

相手に必要だと思ったら、潔く、ケチらず、与える。これも普段から意識していないとなかなかできないことです。

そして、与える時は、見返りを求めないこと。与えるとは「一方通行」と考えたほうが、与えられるほうにとってありがたいだけでなく、そのほうが自分の精神衛生上も良いのです。

お礼の言葉や微笑みすら、相手に期待すべきではありません。なぜならそれが得られなかった時に、がっかりするのは自分だからです。

もし、相手に与えて、相手から「何だ、君がくれるのはこれだけなの？」と言われたらどうでしょうか。

相手に喜んでもらうことを期待していたら、傷つきますよね。

だから与える時は「自分が与えたかった

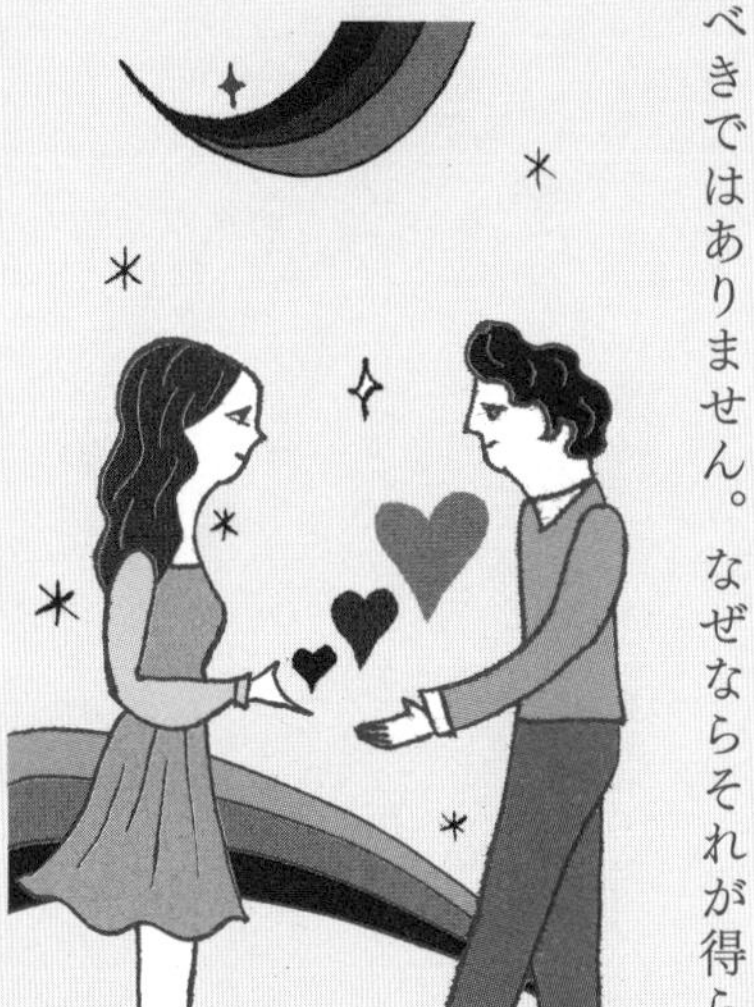

から与えた。それで十分」と思うことです。

人が傷つくのは、見返りを求めているからです。

人が、無心で与える時、その喜びを邪魔できるのは自分だけです。期待することで、与える喜びを台なしにしてしまったのは、自分自身ということです。だから、多くの成功者は「寄付をするなら匿名でしなさい」と言います。

自分の名前を大きく書いて寄付を納めると、それは奉仕ではなく「広報活動」になります。しかし、匿名で寄付をすれば、それは自分の中に静かな自信と豊かさを生み、内なる達成感を感じます。それこそが、健康的な心身をつくるカギです。

空間を浄化することで、必要なものが自然に集まる人生にする

心を整える習慣で、まず思いつくのは「掃除」です。「部屋の乱れは心の乱れ」という言葉がありますが、仏教やキリスト教、神道、ヒンドゥー教でも空間を清浄に保つことは、精神鍛錬になると考えられてきました。

人が嫌がる面倒なことをやってあげる、地味でつまらないことをコツコツと続けるということは、確かに精神力を鍛えるには合理的だと思いますが、それ以前に、空間を清浄に保つことは、精神に大きな影響を与えます。

私たちは、視界に入るイメージが雑然としていると、無意識下で、精神的ストレスを受けます。これは心理学の実験でも証明されていることです。

「割れ窓現象」といって、割れた窓がある学校では非行の割合が増えたり、落書きや落ちているゴミが多い町では、犯罪率が上がる、という研究結果があります。

これはなぜかというと、窓ガラスを割れたままにしておくと、その建物は十分に管

理している人がいないとみなされ、そこにゴミが捨てられたり、他の傷ついていない窓も破られたりと、どんどんネガティブなことが積み重なり、結果、街も落書きがさらに増え、治安が悪くなっていく、ということです。

少し乱れているだけで「すでに汚いから、このくらいいいか」と気の緩みが出て、さらに汚くなっていくということです。

これは私たちの部屋でも同じことが言えます。片づけられない人の家は、そもそもものの量が多く、ひどい場合は足の踏み場もないほどです。もともとたくさんのものがあるので、洋服を脱いだ時も、「まぁいいか」と思ってクローゼットにしまわずにその辺に置いてしまうのです。

逆に、ホコリ一つなく、綺麗に掃除されている場所は、自宅であっても「汚したら悪い」「汚したくない」と何となく思うものです。

それだけではありません。片づけは、自分にとって必要なものと、そうでないものを明確にさせ、必要ないものは手放すことにつながります。つまり執着を捨て、価値観を磨くことにもつながるのです。

私たちは、視界にものが入ってくると、それが必要かどうかを判断します。視界に入ってくるものが多過ぎると、その判断によって私たちの脳は疲弊し、徐々に判断ができなくなってきます。すると、判断能力も適当になってきてしまいます。逆に必要最低限のものを置いていれば、集中力もキープできて、無駄にものをほしがることもなくなります。

さらに、ヨガの世界では**「掃除」は、身のまわりを綺麗にするという意味だけでなく、「自分の体内を綺麗にする」「心の中を綺麗にする」という2つの意味も含みます。**

自分の体内を綺麗にするためには、旬のものなど体が喜ぶものを食べ、不必要な間食はしない、体に悪い添加物の入った食べ物や飲み物を摂らない。体に悪い食べ物が家にあったら捨てること。

また、見たら嫌なことを思い出させるような品物を処分したり、もう一生着ることもないような洋服や昔使っていたものを処分することも、心の中を綺麗にすることにつながります。

心が忙しく、ストレスを受け、疲れていると、住んでいる環境は乱れ、体も落ち着いて休めません。

自分の身のまわりは常に片づけて、心も澄んだ状態にしておくこと。ものを処分したり、床を拭く時は、自分の体と心も一緒にすーっと綺麗になっていくことをイメージすると、汚れを取るのも楽しくなってきます。

仕事が終わったらデスクまわりを片づけて拭く、部屋のどこかを1カ所片づけるなど、できることからでかまいません。

まずは毎日5分でも、身のまわりを整理整頓する機会をつくってみてください。

学びが美と心の豊かさを育てる

私は小さい頃から体のことや精神のことなどに興味があって、これまで様々なことを学んできました。今でも本を読んだり、セミナーを受けたり、国内外のアーユルヴェーダ医師から学んでいます。

ただ、学んでいるのは必ずしも仕事のためだけではありません。むしろ、ただ単純に知らないことを知るということが、楽しくてたまらないからと言えます。

たとえば、随分前の話ですが、大学生の時に、私は「ジェンダー理論」という授業を取っていました。ジェンダーとは「社会的性別」と訳されます。過去から今まで、男性らしさや女性らしさという言葉が当たり前に使われているけれど、時代によって男性らしさや女性らしさは変わってきたことを学ぶ授業でした。

そこで、今まで当たり前だと思っていた、男性と女性が結婚して子供を産む、というのはごく一部の社会で行われていることで、中世では、男性同士が愛し合うことが当たり前だったり、一夫多妻制の社会もいまだにあるということを知りました。

また、両性具有として、女性器と男性器と両方を持って生まれてくる人も少なくはなく、多くの場合、両親が出生時にどちらかの性別か決めて手術をして、性別に合わないほうの性器を取ってしまう、という話も聞きました。

そうして学ぶことで「自分の持っている知識はちっぽけで、自分が知らない世界が世の中にはたくさんある」ということに気づけたのです。

そして、「自分にはまだまだ知らないことがたくさんある。だったら、物事を決めつけて自分の世界を狭めることなんてもったいない。どんな考えや、どんな意見があっても、これからは、間違っているなどと決めつけないで、『そういう可能性もあるのかもしれない』と、まず受け入れるようにしよう」と心に決めたのでした。

それから十数年経った今でも、この考えは変わらず、自分と意見の違う考えでも、「確かに、そういうこともあるのかもしれない」と、受け入れられるようになりました。

学ぶことは、健康にも非常にいいことです。アーチャララサーヤナ（行動の長寿薬）では、精神的な研究をしたり、普遍の真理を追究することは若返りにつながると考えられています。

「何が命なのか？　どんな原理で世界は動いているのか？」、宇宙の真理を学び、深遠な世界に心を開くことで、日常の小さな苦悩から自由になり、高い視座で物事を見ることができるようになります。

たとえば、人間関係で悩んでいる時に、歴史上の偉人のドキュメンタリーを見て、「自分はなんてちっぽけなことで悩んでいたんだろう」と思ったことはないでしょうか？

私は、歴史上の人物が自分の命をかけて、国のために日々奮闘してきた姿を見ると、自分はまだまだ頑張りが足りない、と思うことがよくあります。

普段、自分の欲望や損得ばかりを考えて生きていると、少しでも思い通りにいかないことが起こった時に、相手を責めたり、愚痴をこぼしがちです。

しかし、自然環境や宇宙などの大いなる存在を深く理解すると、自分もまわりの人も、自然の中の小さな存在にすぎず、お互いにバランスを取りながら生態系をつくっているだけなのだ、ということに気づかされます。森羅万象、自然法則を学ぶことで、自分は一人ではなく、自然と一体で、その中で生かされている、だから自然に抗わずに日々を生きよう、という安らぎを見出すことができるのです。

また、インド哲学では、好きなことだけを学ぶのではなく、好きなこと、嫌いなこと、そのどちらも学ぶのが良いとの教えがあります。

自分が苦手なことや嫌いなことでもやることを**「タパス（自己規律）」**と言いますが、タパスによって自分の魂が浄化され、過去に犯した罪が解消されると考えるのです。

もし、すでに何かを学び始めている人は、大変なことを避けて、楽なことだけを学ぶのではなく、つらくても自分に必要なことであれば、覚悟を決めて学ぶという気持ちを持ってもらえたら嬉しいです。

ついでながら付け加えると、科学的研究でも学習することが健康に良いことが証明されています。

たとえば読書を行うと、ストレスレベルが劇的に下がることがわかっています。

ストレスは血圧を高め、血糖値を高めます。健康のためにも、ストレスレベルを下げる必要があるのですが、1日に15分でも読書の時間を持つことでストレス発散になります。あるいは、学習活動は、アルツハイマー病の症状を遅らせたり、高齢者が新しいスキルを学ぶことは記憶力の改善に効果があることがわかっています。

私たちの学習能力は、人間の繁栄とモチベーションの基礎となります。何歳になっても新しいことを学び、自分は何者かを知るということは、肉体的にも精神的にも、大きなエネルギーになるのです。

つくり笑顔でもOK！　笑うことで免疫力アップ

あなたは自分が1日に何回笑っているか、ご存知ですか？

数えたことはないかもしれませんが、統計で言うと、5歳児が1日に笑う回数は300回から400回だそうです。それに対し、大人が1日に笑う数は、平均して15回だそうです。子供に比べてかなり少ないですよね。

ただ、私がはじめてこの事実を知ったのは、まだ会社員をしていた頃ですが、その時に思ったことを、今でも覚えています。「え⁉　私、多分、1日に15回も笑ってないよ……」と。

私は、これまで2000人以上の女性に、表情筋を鍛え、「なりたい顔になる」ための方法を教えてきました。

アラサーやアラフォーという年齢になって、笑いが少ないことが原因で起こる問題は、シワとたるみです。

目力《めぢから》がなく、まぶたが垂れていたり、シワが多く、頬が下に下がっている人は、日常的に笑いが少ない人が多いです。

普段から感情表現が少なく、表情筋をあまり動かさないでいると、顔の筋肉が衰えて、顔に脂肪がつきやすく、たるみやすくなります。筋肉を動かさないと血流も悪くなるので、肌への栄養も行き渡らず、徐々に肌の弾力がなくなっていくのです。


その他にも、笑うことは、心と体に様々な良い効果を与えます。まずは、笑うと脳の奥深くにある海馬が活性化されます。

海馬は記憶を司る脳の部位なのですが、笑うと脳がリラックスして脳への血液量が増加し、自律神経も整います。

何より私たちの体に外からウイルスなどの敵が侵入すると、免疫細胞という体内のボディーガードのような細胞が、外から侵入したウイルスを攻撃して倒してくれます。

あまり知られていませんが、若くて健康な人の体にも1日に3000から5000ものがん細胞が発生しているのですが、なぜがんにならないかというと、がん細胞やウイルスを退治してくれるナチュラルキラー（ＮＫ）細胞という免疫細胞があるからです。このナチュラルキラー細胞ですが、笑顔でいると、活性化することがわかっています。つまり**笑顔でいると免疫力が高まる**ということです。

これは**実際に笑っていなくても、笑顔をつくるだけで、効果があります。**

つくり笑顔でも、幸せホルモンの「セロトニン」や、脳内麻薬とも呼ばれる「エンドルフィン」が分泌されることが確認されています。

でも、いくら笑いが体に良いとわかっていても、「いや、笑える出来事なんてそんなにしょっちゅうないし……笑うより、むしろ泣きたいくらいよ！」なんて人もいるかもしれません。でも、笑いの瞬間は「待っていたら、向こうからやってくるもの」ではありません。**笑いは「つくるもの」なんです。**

笑いを意識して日常に取り入れましょう！

先ほど、私が会社員時代に、ほとんど笑っていなかったことに触れましたが、当時、某ＩＴ企業に勤めていた時は、仕事量の多さから、休日出勤は当たり前、普段から深夜残業をしていて、時にはクレーム対応もして、ひどい時は1日中笑うことのない日もありました。忙しくて自分の趣味の時間すら持てないのに、笑えることなんてあるはずない、と本気で思っていました。

でも、その時、あることに気がついたのです。

同じチームの同僚が話しているのをふと見ていた時、「あれ、同僚のあの子は、私がクスリ、とも笑わない小さなことに、声を上げて笑っている……しかも、何だかあの子が輝いて見えるし、彼女のまわりの人も、笑いが伝染して、幸せそうに笑っているぞ。笑いって、環境の問題じゃないんだな……」と思ったのです。

「私、誰かが面白いことをしてくれるのを待っていたんだな。笑うかどうかは、私の気持ち次第なのに……」、そこではじめて、笑うかどうかは、環境は関係なくて、自分の気の持ちよう次第ということに気づいたのです。

そこで私は、まず、スケジュールに笑いの時間を組み込みました。「できるだけ笑顔を心がける」という目標にしても良かったのですが、具体的な目標がないと仕事で忙殺されて、結局、何も変わらないと思ったので、「この時間は笑って楽しむ時間」

というのを1日の隙間時間に必ず取るようにスケジュールを変えました。帰りの電車の中、お風呂上がりの15分間、朝ごはんを食べ終わった後、など、毎日している行動に「笑いの時間」を追加しました。

一人時間に笑いを得るには、たとえば残酷なシーンが多いホラーや、悲しいストーリーの作品を避け、お笑い番組やYouTube動画、漫画などを見ると良いと思います。できるだけ、気持ちがリラックスして、思わず声を出して笑ってしまうような内容のものを選ぶと良いでしょう。

あと、これは実際に過去に私もやっていたことですが、普段、笑うことが少ない人は、「声を出して笑うこと」を忘れてしまっている人が多いです。ですので、家でお笑い番組を見る時は、声を出して笑ってみると良いです。

「ウケるー」「面白い」など、ややオーバーアクション気味に反応をしていると、自然に面白さも本当に倍になったように感じます。

そして自分の笑う回数が増えてきたら、今度は「1日一笑い」を誰かに提供してみてください。

ちょっと冗談を言ってみたり、ちょっかいを出してみたり、まわりで「よく笑ってくれる人」を見つけて、まずはその人を笑わせる練習をすると良いと思います。

笑顔は自分の健康や美容に良いとお伝えしてきましたが、実は、他人へも良い影響を与えます。仏教では相手に笑顔を送ることを和顔施《わがんせ》と言います。

「施」とはほどこしをすること。つまり、物でも金銭でも**「今それを必要としている人々のために心をこめて捧げること」**です。

仏教では布施《ふせ》を施すことを最も大切な修行としています。

金銭は自分が持っていないと渡すことができませんが、「無財の七施《しちせ》」と言い、たとえ持ち物がなくても与えられる布施の一つが和顔施なのです。

無財の七施を次ページで簡単にご紹介します。

お金がなくても、地位がなくても、力がなくても、すぐにできる慈悲の贈り物です。

晴れやかな顔で、優しい温かい言葉をかけて、自分もまわりも健康にしていく人になれたらいいなと思います。

無財の七施

①眼施《げんせ》
慈しみの優しい眼で、あらゆる生き物に接すること

②和顔施
いつも明るい穏やかな笑顔で人に接すること

③愛語施
優しくまろやかな言葉を使うこと。そして、叱る時は厳しく、愛情がこもった厳しさで叱ること

④身施《しんせ》
自分の体を使って、働いて奉仕すること。人の嫌がる仕事でも喜んでやって、模範的な行動を示すこと

⑤心施《しんせ》
思いやりを持ち、他人の喜びを心の底から一緒に喜び、他人の悲しみはともに悲しんであげること

⑥床座施《しょうざせ》
席を譲ること。あるいは自分の地位を譲ること

⑦房舎施《ぼうしゃせ》
雨や風をしのぐ場所を与えること。たとえば、突然の雨で、自分が濡れても相手に雨がかからないようにしてあげること

盗まなければ、必要なものは向こうからやってくる

「盗まない」ということを、サンスクリット語で**「アスティーヤ」**と言いますが、心身の健康のために必須のやるべきこと、「ヤマ」の一つです。

隠れて誰かのものを使ったり、勝手に自分のものにすることも盗みのうちに入りますが、実は、多くの人が無意識にやっている盗みがあります。それが**「時間泥棒」**と**「無料のもの泥棒」**です。

時間泥棒とは、文字通り「時間を奪う行為」をする人です。たとえば、もらったメールにいつまでも返信せずに相手を待たせ続けることは、相手の時間を使っているので時間泥棒にあたります。あるいは、質問をする時に、自分では何も調べずに来て、「何か良いアドバイスをください」と、丸投げしてしまう人。これでは、答えるほうはどこからどこまでがわからないのかもわからないし、どんなアドバイスを今まで受けてきたかもわからないので、一から十まで全部説明しなければいけません。

これは相手の時間を奪っていることにあたります。

では逆に「自力でわかるところまでは調べて、実際にこういうことをしたのですが、それでもここがわからなかったので教えてください」という言い方だとどうでしょうか？　質問者がどこまでの知識や経験があるのかわかるので、前提条件は省いてアドバイスができます。

こうして相手の気持ちや、相手の状況を思いやった、気配りのある質問をすることが「不盗」の質問の仕方です。

そもそも私たちが質問をしたい！　と思うような方は、多くの場合、自分より忙しい人が多いはずです。そんな人の貴重な時間をいただいて質問をするのだから、時間を無駄に使わせないように準備をしてから質問するのが良いですよね。

アーチャララサーヤナの土台には「与える」という気持ちがあります。日常の些細なことでも、相手から何かをもらおうという奪う気持ちではなく、喜んでもらいたいな、役に立ちたいな、という奉仕の気持ちで動くことがいつまでも若々しくいる秘訣だと思います。

たとえば、先ほどの「質問をする」という例ですが、それだけでも相手に与えられることがあります。質問をする時に、感謝の気持ちを伝えれば良いのです。

「教えていただいたおかげで、理解が深まりました。どうもありがとうございます」

「教えていただいたことを実践したら、さっそく効果がありました。先生のおかげです。ありがとうございます」

こうして感謝の言葉をもらって、嫌な気持ちになる人はいません。むしろ「そんなに喜んでもらえるなら、また教えてあげよう」と思ってくれるはずです。

他には、ちょっとしたプレゼントを贈ることもできます。私は、何かを手伝ってもらったり、教えてもらってお世話になった時は、相手も受け取りやすいような、ちょっとしたギフトをお渡しすることがあります。

高価なものである必要はありません。むしろ、相手が遠慮してしまうような大それたギフトは、かえって気を遣わせてしまい、迷惑になることもあるので、相手が気持ち良く受け取れるようなちょっとしたギフトだと良いと思います。

自分のものではないからといって無駄遣いしていませんか？

もう一つの○○泥棒とは、「無料のもの泥棒」です。人は、ついつい、無料のものを自分のものとして「当然のように」使ってしまうことがあります。

たとえば、会社の備品。コピー用紙、ペン、ファイルなど、会社が購入したものを、自分のものとして、無駄遣いしたり、業務以外のことで使用していないでしょうか。

レストランでいただく紙ナプキンなどもそうです。「無料のものだから」「ちょっとだけだから」と思ってしまう気持ちもわかりますが、もしあなたが「その会社の経営者」だったらどんな気持ちになるでしょうか。

貴重な会社の資金で購入した備品を、社員に好き勝手に使われたら良い気分ではないですよね。

私たちは、自分のお金で購入したものは大切に使うのに、つい、他の人が購入した「無料のもの」は無駄遣いしてしまいがちです。

しかし、すべてのものは、誰かが用意したから、そこにあるのです。無料で手に入るものはありません。**これからは「これを用意してくれた人が、望むような使い方ができているだろうか？」**と考えてみてください。

相手の持ち物を、自分の持ち物のように大切に丁寧に扱える人は、誰の目からも魅力的な人に映ります。「ものを独占して他人に使わせないのも盗むこと」「ビュッフェでたくさんよそって、残すのも盗むこと」です。

また、人のやる気をなくすようなことを言ったり、足を引っ張るようなことをするのも「人の可能性を盗むこと」です。相手が元気になって前向きになるような言葉をかけてあげるようにしましょう。

そして、自分のもらっている給料に見合わない仕事をしていて、サボってばかりいるのは「給料泥棒」です。これも、相手から奪っているので「盗み」に入ります。

こうして見ていくと、実は日常の中で、つい、人のものを奪ってしまう落とし穴がたくさんあります。不盗というのは、シンプルだけど難しい。相手の気持ちを考えて、誠実に生活しないと達成できないことなのです。

ヨガ哲学では、**「人から奪うことをやめて、執着をなくすと、お金も、人脈もチャ**

ンスも、必要なものは自然にその人の元へと集まってくる」と言います。

ものを自分の元に止めようとせず循環させていくと、逆に大きくなって自分の元に返ってくるのです。

お金持ちの人が、「お金を自分の元に止めずに、寄付をしたり投資をしたり、使うことでお金が循環してもっと大きくなって返ってくる」と言いますが、感覚としてはこれに近いと思います。手放すことで、大きなものが返ってくるだけでなく、ものに執着しないことで、失う恐れから解放され、自分には足りないものがあるという不安からも解放されます。

また、物質に縛られる不自由な生活からも解放されます。それは、絶えず自分の損得を考えて忙しく生活していた時と比べると、大きな開放感があるはずです。

この不盗を実践することで、たくさんの人から尊敬され、たくさんのチャンスが集まってくるようになるはずです。

服はあなたの心を映す鏡

朝、クローゼットの扉を開けて、「今日は何を着ようか」と考えるのが煩わしい、という人がいます。

クローゼットに洋服はたくさんあるのに何を着てもしっくりこなくて、コーディネートを考えては、「ああ、もう時間がない」と、無難な服を着て、慌てて家を出て行く……こういう経験をしたことがある人は多いと思います。とかく、洋服は毎日のことなので、つい面倒になって適当になってしまう、ということはあると思います。

しかし、アーチャララサーヤナでは、**「みすぼらしい服を着ないで、美しく装うことで心身ともに若返ることができる」**と考えます。さらに言うなら、美しく装うことは、まわりの人を楽しませるギフトでもあると思います。

あなたが大切な人に会いに行く約束があったとして、「見た目と内面は関係がない」といって適当な服を着て行くでしょうか？　きっと、手持ちの服の中から上質で、おしゃれな洋服を選んで会うと思います。洋服は、その人に会えて嬉しいということを伝える相手へのリスペクトでもあるのです。

リスペクトと言えば、スリランカではお釈迦様に会いに寺院に行く時は、真っ白な服を着て、正装をします。神様に会う時は清潔で美しい服を着るのが礼儀だと考えられているのです。

スリランカの寺院に行くと、いつも神様やお釈迦様にお供えする花が、寺院いっぱいに供えられていて、壁面にはカラフルな洋服を着たシヴァ神や、ヴィシュヌ神の絵が飾ってあるのですが、お花でも洋服でも、美しいもの、華やかなものは、神様も喜ぶ尊いものである、という考えがインド的な文化だと思います。

着るもので人生は変わる

洋服というのは、着る人に「役割」を与える不思議なツールだと、私は思っています。

その昔、洋服は身分や権力をあらわすもので、なんと日本の弥生時代にはすでに生地で身分差を表現したり、勾玉《まがたま》をアクセサリーとして身につけていたと言います。飛鳥時代には冠位十二階という身分制度があり、身分によって着ても良い色や生地が指定されていました。

現代は身分によって着るものが制限されるということはなくなりましたが、身につける衣服によって印象が変わったり、自分の内面に変化があらわれるというのは変わらないことだと思います。

年齢を重ねるうちに、どうせもう年だからオシャレなんて……と思ったり、在宅勤務で出勤もないからどんな服でもいいと思う方もいるかもしれません。

でも、毎日着る服は「自分がありたい姿にふさわしい服」を身につけるようにしましょう。もちろん、これにも理由があります。

「人は無意識のうちに見た目に伴った内面になろうとするので、なりたい姿にふさわしい装いをすることで内面も変わってくる」という**現象**が起こるのです。

よく、成功したいと願う人が、憧れのブランドの洋服を着ることで、成功者のマインドになり、行動や振る舞いが変わることによって、成功スピードが速くなる、という話を聞いたことがありませんか？

自分がありたい姿にふさわしい服を着ることで、この効果を最大限に得られるのです。


私が一つやっていることをご紹介すると、私は買い物をする時に、一人、憧れのキャラクターに近い芸能人を思い浮かべ、「これ、○○さんなら着るかな？」と考えます。

もし、答えがイエスなら、多少高くても購入するし、答えがノーなら、いくらセールで安くなっていても買いません。理想とする相手は、自分の憧れている職業や、役職に近いポジションの人を選ぶと良いと思います。

たとえば、私は講師業をしているので、海外の女性ＣＥＯの中で色使いが派手過ぎず、フォーマル過ぎない服を着ている人の中から、自分の好みのテイストに合う人を見つけて、その人のファッションスナップを画像保存アプリにたくさん入れています。

なりたい自分の「衣装」を手に入れるためにショッピングをしているのです。そうして、自分がなりたい姿にふさわしい洋服を着ていると、自然と背筋が伸び、自信が湧くし、「こういう服がふさわしい人格であろう」と、自分の発言や振る舞いも見直します。

今日はオンラインでどうせ見えないからいいやとか、誰にも会わないからいいやなどと、部屋着ばかりで過ごしていると、人格も緩んだ人になってしまうと思います。

それが良い悪いではなく、自分はいったい、どうしたいのか？　どんな人になりたいのか？　そこをはっきりと認識して装うと良いと思います。

瞑想で毎日の疲労をリセットして、リラックス♪

最近、瞑想という言葉をよく聞くようになり、海外の企業では就業時間中に瞑想の時間を取り入れるところが出てくるなど、その効果が認められてきています。

しかし、日本ではまだまだ瞑想をしたことがない、あるいは瞑想を習慣的に行っていないという人のほうが多いと思います。

瞑想とは「何も考えないで、黙って座っていること」だと思っている人が多いのですが、ちょっと違います。

瞑想とは、「一つの対象に集中し、他の対象に心を動かされることなく集中し続けている状態」のことを言います。

瞑想は、火を使ったり、音楽を使ったり、動きながらやるものもありますが、最もベーシックな瞑想は「呼吸」に集中する瞑想です。

瞑想の効果としてまず挙げられるのは、ストレスや不安が減ることです。瞑想をすることで脳の扁桃体《へんとうたい》という部分が縮小するのですが、扁桃体は感情を司っていますので、瞑想を続けて扁桃体が変化していくことで不安や恐怖を感じにくくなると言われています。

扁桃体はストレスと大きく関係のある部位で、ストレスにさらされると活性化します。逆に、扁桃体が小さくなるとストレスホルモンが生じにくくなり、普段から落ち着いて冷静に物事を判断できるようになります。

さらに、不安になりやすい人、ストレスを感じやすい人は、今やっていることに集中する力が弱く、未来の起こってもいないことをあれこれ心配してしまう癖があります。ですので、瞑想をして「今、ここに集中する」訓練を積むことで、起こってもいないことを心配することが減らせます。

また、瞑想は深いリラックス効果もあります。瞑想中は副交感神経が優位になるので、深いリラックス状態になるのです。集中力が続かずに常にあれこれ考えてしまう方や、自分の予定が計画通りに進まないとすぐにイライラしてしまう方には特にお勧めです。

私は長時間仕事を続けている時や、やることが複数あって、あれもこれもやらなきゃと、気が張っている時に「瞑想したい！」と思うことがあります。これは、瞑想の深いリラックス効果が、眠るより心地良く感じることがあるからです。

脳はスマートフォンのようなもので、ずっと複数のアプリを起動したまま動かしていると、たくさんのエネルギーを使って、徐々に動作が重くなってきます。瞑想をして、すべてをリセットするのは、スマートフォンを再起動するようなものです。瞑想で一度思考をクリアにすると、集中力が高まり、頭の回転も早くなっているのを感じます。

さらに、瞑想は睡眠の質も高めるということが研究でも明らかになりました。

睡眠の質が悪い人の多くの原因が、起きている時のストレスや心配事なのですが、瞑想をすることで睡眠ホルモンと呼ばれるメラトニンが増え、ストレスレベルが下がります。その結果、睡眠の質が向上するのです。

また、瞑想はダイエットに良いとも言われています。瞑想を続けることでストレスレベルが下がるので、やけ食いが減りますし、1日30分の瞑想を4カ月続けると、体重を落とさずに体脂肪率だけが落ちるという研究もあります。

このように瞑想にはありとあらゆるいい効果があるので、「難しい」と思わずに、まずは3分、瞑想の練習をしてほしいと思います。

瞑想をやってみよう!

瞑想のポイントは大きく分けて2つあります。**一つは姿勢、もう一つは呼吸です。**瞑想では背骨がまっすぐ伸びていることが重要です。

背骨がまっすぐ伸びることで、呼吸が深くなり、生命エネルギーが滞りなく循環します。

まずは、座面に坐骨というお尻にある大きい骨を垂直に立て、その上に上半身がまっすぐ垂直に乗っているイメージで座ります。

そして腹筋にやや力を入れて、頭のてっぺんから空に向かって引っ張られているようなイメージで、できるだけ身長を高くすると良いです。

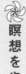

座り方はあぐらでも椅子に座っても良いのですが、楽な姿勢で座るようにします。途中で足が痛くなったり、しびれると良くないので正座は避けると良いでしょう。

そして、大事なのが呼吸です。瞑想は基本的には鼻呼吸で行います。背骨をまっすぐ伸ばし、安定した姿勢を取れたら、鼻からゆっくり吸って、鼻からゆっくり吐きます。

鼻が詰まってうまく呼吸できない人は、本書の鼻うがいを根気良く続けることで鼻の通りが良くなるのを感じると思います。

呼吸は「細く長い」呼吸が基本です。具体的に言うと、**吸って吐いての1セットを1呼吸として、1分間に4回から6回の呼吸をすると良い**です。

普段、呼吸が浅い人にはきついと思いますので無理はしないでほしいのですが、できるだけ細く長い呼吸を心がけます。

手は手のひらを上にして、膝の上に置いておくと良いです。目は軽く閉じ、目を閉じた状態で目線は2、3メートル先を見るようにします。

はじめての方は3分間の瞑想から始めると良いと思います。たった3分と思われるかもしれませんが、はじめてだと3分間でも長く感じるはずです。

ただ座っているのが、なぜこれだけ長く感じるんだろう、と驚くほどです。まずは、3分間があっという間に感じるまで瞑想の練習をし、3分に慣れてきたら、4分、5分と、時間を延ばしていくと良いでしょう。

やってみて「長いな」「黙って座っているのがつらい」と感じる人は集中力を維持するのに慣れていない人です。

私たちは普段、スマートフォンが常に鳴っていたり、誰かの話し声や物音など、何かに集中力を奪われている環境にいます。そうして、常に何かに気を取られている人は、瞑想中に一点に集中することがすごく難しく感じます。

もし、途中で他のことに意識がいってしまいそうになったら、「あ、今、自分は意識が逸れてしまったな」と客観的に観察して、また呼吸に集中を向けるようにすれば大丈夫です。

瞑想というのは、何とか一点に集中し続けようと抵抗するより、いったん注意が逸れてしまったら「ああ、今、違うことを考えている」と気づいて、また呼吸に意識を戻す、という練習をするものなんだ、と捉えると良いと思います。

この「再び、意識を集中させる」時に、脳の前頭葉が鍛えられるといいます。

瞑想とは、筋トレのようなもので、筋トレも重いウェイトを持って、「ああこれ以上持ち上げられないな」と思った時に、もう1回、2回と頑張ることで筋肉が大きく成長しますが、瞑想も同じです。

「ああ、これ以上集中できない」と思った時に、もう1回呼吸に意識を戻すことで、前頭葉が鍛えられます。

私も、まだまだ練習中ですが、瞑想を取り入れてから集中力が長く続くようになりました。

よく、「黙って座っているなんて、瞑想をする時間がもったいない」と言われるのですが、瞑想をすると集中力が高まるので、日中、仕事をしている時の生産性が上がります。ですので、まずは、瞑想を生活に取り入れ、忙しく働く脳をスイッチオフしてほしいと思います。

How to Maditate
～瞑想を楽しみましょう！～

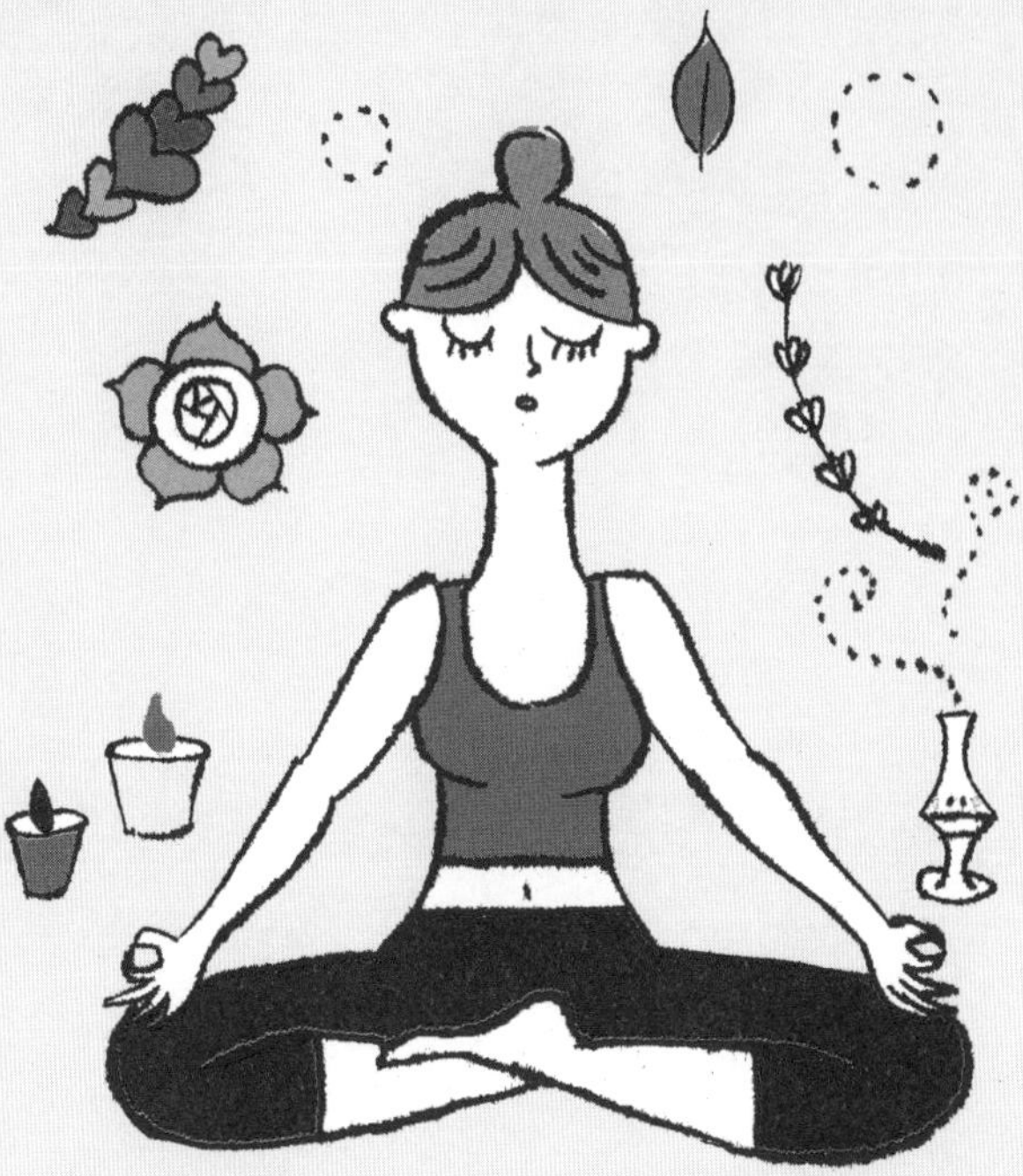

① 背骨をまっすぐ伸ばし、安定した姿勢を取ります。

② 鼻から息を吸って、鼻から吐きます。呼吸は「細く、長く」。

③ 目は軽く閉じ、目を閉じた状態で目線は
2～3メートル先を見るように。

＊初めての方は3分間の瞑想から始めましょう♪

第4章　食事は薬にもなり、毒にもなる

食事で大事なことは自分の体の声を聞くこと

アーユルヴェーダの言葉で薬のことを「アウシャダ」と言います。薬と言っても、ハーブやスパイスなどの生薬だけでなく、普段の食事のことも含んでアウシャダと言います。

つまり**適切なものを食べれば、日常の食事も薬として働き、不調を改善し、健康を増進する。一方、体に合わない食事や、消化力に見合わない食事は毒となる**ということです。

自分にとって必要な食べ物というのは、その瞬間ごとに、その人自身の内側の状態によって決まります。ですからあなた自身が自分のお医者さんにならないといけません。

アーユルヴェーダの食事法は、考えるものでなく、感じるものです。

「この味は刺激が強過ぎないか」「この食べ物は消化に負担にならないか」。毎日、自分の体の声を聞くことで、その時にベストな食事を選ぶことができるようになります。

栄養が吸収されずに毒になる!?

食べることについて、アーユルヴェーダで最も大切だとされていることは**未消化物（アーマ）をつくらないこと**です。

私たちの体に食べ物が入ると、それがそのまま栄養素になるような気がしますが、実際はそうではありません。食べ物は食道を通って胃の中に入り、胃液で溶かされます。その後、十二指腸に移動し、そこで様々な消化酵素の働きで栄養素に分解されます。

そしてこの栄養素が小腸に流れ、小腸の壁から吸収され、血液に栄養素が入るという仕組みです。つまり、食べ物が栄養素として吸収されるかどうかは「消化」が重要なカギを握っています。

消化力が弱い人や、消化に時間がかかる人の場合、食べ物が消化されきらない状態で小腸に進んでしまいます。この消化されきらなかったものが未消化物＝アーマです。

この未消化物は、ネバネバして、悪臭を放つ毒素のようなもので、体内で血管やリンパなどの通り道をふさいでしまいます。小腸からこの未消化物が吸収されてしまうと、栄養素の代わりに毒素が血管に入り、全身に巡ります。

アーユルヴェーダでは、ほぼすべての病気が、この未消化物が体内にたまってしまった結果だと考えます。

近年注目されている病気に、「リーキーガット症候群」という病気があります。リークとは漏れるという意味、ガットは腸という意味ですから、「腸の漏れ」という意味です。その症状は腸管壁《ちょうかんへき》の粘膜に穴が開いて、腸内にある未消化の食べ物や毒素が、血管に漏れ出てしまうというものです。その結果、アレルギー症状などの自己免疫疾患や腸炎、関節炎、喘息《ぜんそく》、慢性疲労、不眠症など、様々な病気を引き起こすと考えられています。

近年、注目されるようになった病気の原因と解決方法が5000年以上前からわかっていたとは、伝統医学の奥深さには驚かされます。

高額サプリを摂っても健康にならない理由

私たちの不調が、未消化物から引き起こされているということは、逆に言えば健康も美容も、未消化物をつくらない生活が重要であるということです。

未消化物をつくらないためには強い消化力を持つことが必要です。消化力のことをアグニと言いますが、アグニの強さは、生まれつきの体質や体調によって、人それぞれです。私はこの消化力のことを**「自分にとっているものと、いらないものを分ける力」**と定義しています。消化力が強い人は、ちょっと食べ過ぎたりジャンクフードを食べても、不要な分は排泄し、必要な分を吸収できますが、消化力が弱い人は、必要な栄養素も不要なものも、まとめて未消化物にしてしまいます。

実は、**何を食べるかより、その人の消化力のほうが重要**なのです。

時々、必要な栄養素をサプリメントで摂取している人が、「栄養は摂れているはずなのに、なぜか不調が改善しないんです」と相談に来ますが、理由は明快。消化力が弱っているので、吸収・代謝ができていないのです。サプリメントの成分を体内で分解するには肝臓に負担がかかりますから、実は知らないうちに消化力が弱っています。

近年、高齢者が「薬の飲み過ぎ」で肝臓にダメージを与えているケースも増えています。アーユルヴェーダの理論を知った皆さんには、安易にサプリに頼らずに、自分の消化力を鍛えるということをしていただきたいです。

未消化物をためない食べ方

私たちが1日で消費するエネルギーのうち、40%を消化活動に使っていると言われています。運動したり、仕事をしたり、他にもたくさんのエネルギーを必要とするのに、全エネルギーの半分近くを消化のためだけに使っているのですから、消化とは、体にとってはなかなかの大仕事なのだということがわかっていただけると思います。

間食が多い人は、それだけ消化器が常に働いているということですから、消化に負担がかかり、未消化物ができやすいです。ここでは、未消化物をためにくい食事の仕方を紹介します。

①　1日3食が良いわけではない

多くの場合、不調の原因は食べ過ぎです。少し前までは1日3食食べないと必要な栄養が摂れないとか、朝食抜きは逆に太るなどと言われていましたが、食べ物が非常に豊かで高脂肪食の現代では、1日3食は食べ過ぎである場合がほとんどです。

さらに、座り仕事で運動不足の現代人ですから、多くの人は食べたものを消化しきる前に次の食事が胃に入ってきて、常に未消化物がたまっているような状態です。

特に27歳頃から徐々に代謝も下がってきますから、若い頃と同じように食べていれば、体に不調が出るのは当たり前です。たまに、テレビで「元気な高齢者になるためには、肉を食べなければいけない」と言っているのを見ます。もちろんタンパク質は重要な栄養素ですが、むしろ「高齢者になっても肉が食べられるほど消化力が強いなんて、もともと健康な人なのだろうな……」と思ってしまいます。

一方、1日3食の他に、1日5食や1日1食が良いという人もいます。1日5食が良いという人は、食事の回数を多くすることで、急激な血糖値の上昇を防ごうとしているのかもしれませんが、消化の観点で言うと、前の食事が消化される前に次の食事が入ってくるのは、消化に良くはありません。
1日1食が良いと主張する人は、消化器を休めるためや、飢餓状態になると長寿遺伝子として知られるサーチュイン遺伝子が活性化することを根拠にしていると思いますが、体質によっては空腹の時間が長くなると消化力が強くなり過ぎて、胸がムカムカしてきたり、胆石症などの病気を発症するリスクがありますから注意が必要です。

では、どうすれば良いかというと、アーユルヴェーダは極めて明快な定義で、「食べるのに最も良いタイミング」を示しています。

それは**「前の食事が消化されきったタイミング」**です。**お腹が減ったら、ではなく完全に消化したかどうか、というのがポイントです。**

たとえば、昼食に食べたものがまだ消化中にもかかわらず、間食や夕食を食べると、体内で消化の段階がバラバラなものができますから、未消化物と消化の終わったものとが混ざって十二指腸へ運ばれてしまいます。それが毒素の原因です。

そのため、前に食べたものがスッキリ消化された後に食べれば、胃の中は常にクリーンな状態をキープできるので、未消化物がたまりにくくなります。

消化のスピードや消化力の強さは人それぞれですから、ここでもアーユルヴェーダの「一人ひとり違った治療法がある」という考え方が有効だと思います。自分が食べたものが消化されきったかどうかは、体内の感覚をよく観察することです。いくつかのチェックポイントがあります。

《前の食事が消化されきった時の特徴》

1. お腹が張っている感じがない
2. ゲップが出ない
3. お腹がすいて、喉も渇いている
4. 体が軽く、疲労感がない

たとえば、空腹感を感じても、ゲップが出たり、お腹が張って苦しい時は、まだ体内に消化中のものが残っているサインです。そういう時は、すぐに食べずに白湯を飲むと意外に空腹感が止まります。

空腹感は、実際にお腹がすいていなくても、口寂しかったり、水分不足、栄養不足でも起こりますから、まずは脳の「食べたい」という欲求ではなく、お腹の「空っぽである」という声を聞けるように意識を向けましょう。

②消化しやすい食べ方

消化しやすい食べ物と言えばお粥やうどんですが、共通しているのは水分が多いということです。

私たちが消化をする際には歯で食べ物を細かく砕く機械的消化と、消化液でドロドロに溶かす科学的消化がありますが、胃では筋肉を収縮して動かし、食べ物を胃酸と混ぜて攪拌《かくはん》し、粥状にしているので、水分を含む食事は消化がしやすいです。

このことから、アーユルヴェーダでは消化をしやすくするために胃の中の食べ物のバランスに注意を向けるよう教えます。

胃の容量をイメージした時に、4分の2を固形物の食べ物で満たし、4分の1を液体、4分の1を空白にしなさいと言います。4分の1の空白は攪拌をするためのスペースとして必要です。

たとえば、もし、ランチがパスタとサラダならサラダを野菜スープに変えたほうが、消化にはより良いということです。

私もこの理論を知ってから朝食はトーストからお粥に変えましたが、細かく切った野菜も入れると栄養バランスが良くなるだけでなく、体が温まりお通じも良くなるので気に入っています。

一つだけ注意点があります。4分の1を液体、というと食事中にたくさん水を飲まなくては……と思われるかもしれませんが、それは消化液が薄まり、消化力が落ちるので逆効果です。あくまで調理に使う水分と考えてください。

たとえば蒸し野菜にしたり、スープを献立に入れたりします。食事の前後30分はできるだけ水を飲まないようにすると消化力が弱くなりません。たっぷりの水分補給は食間に行いましょう。

③消化力が高まる食べる環境

また、消化しやすい食べ方で言うと、食べる環境も大切です。

アーユルヴェーダでは何を食べるかと同じくらい、どんな環境で食べるかを大切にしています。

食事をする環境は静かで食事だけを楽しむ環境になっているでしょうか？　それともスマートフォンを触りながら食べたり、食事中にしょっちゅう席を立ったりしていないでしょうか。

落ち着いて座って食べなかったり、イライラしたり悲しい気分の時に食べると、消化力は劇的に落ち、未消化物ができやすくなります。

なぜかというと、**消化力は自律神経の働きにより左右される**からです。自律神経には、緊張状態の時に働く交感神経と、リラックス状態の時に働く副交感神経の2つがあります。

この2つはシーソーのように、一方が優位になると、もう一方が低くなりますが、消化の時に働くと良いのは副交感神経のほうです。

副交感神経が働くと、血液が消化器に集まり、お腹が温まることで消化が促進されますが、交感神経が働くと、脳や体の筋肉が緊張するので、血液は脳や筋肉に回り、消化機能が低下します。

つまり、リラックスして食事に専念している時は消化力が高く、逆に、仕事をしながら食事をしたり、苦手な人と食べている時は、交感神経が優位になるので消化力が低下し、未消化物ができやすいということです。

よくこんなことを言う人がいます。

「落ち着いて食べる時間がありません」。

確かに、仕事が忙しい方やお子さんが小さい方は、ゆっくり座って食べる時間なんてなかなかないかもしれません。

でも、だからと言って、せかせかと食事をすると消化が悪くなり、疲労感が残ります。そして眠気やダルさが出て、ぐったり部屋に座り込む……もし、そんなことがあるなら、まず、5分でも座って落ち着いて食べる習慣をつけたほうが賢い時間の使い方だと思います。

私が食事指導をした方で、それまでは毎月のように風邪を引いていたのが、アーユルヴェーダの生活を取り入れたら嘘のように風邪を引かなくなった、という方がいます。

「仕事を毎月休むのがストレスになっていましたが、風邪を引かなくなったので時間に余裕ができるようになりました」と喜んでいました。

食事はお腹を満たすためだけのものではありません。

生き物の生命力をいただき、自分の英気を養い、より良い働きをするパワーをいただく尊い行為です。

時短や効率ばかりを考え、手っ取り早く食事をすませることは、体にも心にも良くないばかりか、食事の楽しみや、一緒に誰かと食事をする楽しみを忘れてしまいます。

毎日の食べる楽しみと感謝の気持ちを感じるだけで、人生が豊かになります。

これは自分の意志で変えられることですから、ぜひ実践してみてください。

心を乱す食事・心を満たす食事

現代の食事には「昔はなかったもの」がたくさんあります。簡単に調理できる調理家電、長期保存できるレトルト食品、冷凍食品……誰でも手軽においしいものを食べられるのは良いことですが、肉体と精神に必要な自然のエネルギーがあまりないものも多いです。

アーユルヴェーダでは新鮮な野菜や果物、ハーブにスパイスなど、自然のエネルギーが宿ったものをいただくことで、病気になりにくい健全な肉体と精神をつくることができると考えます。植物や動物の生命力をいただくには、「純粋な」食べ物をいただく必要があります。

私たちが食べている食事は、心に影響を与えます。現代医学でも栄養失調と「キレる」子供との相関関係や、食品添加物がＡＤＨＤ（注意欠陥多動性障害）へ影響する可能性が高いことが実験結果からわかっていますが、アーユルヴェーダでは5000年以上前から、食べ物が心へ影響すると教えていました。

16ページでもお話ししたように、**心には「サットヴァ」「ラジャス」「タマス」という3つの性質があります。**性質とは「状態」ということで、どんな人もサットヴァにもラジャスにもタマスにもなりうるということです。

サットヴァとは「純粋性」という意味で、邪念がなく澄みきった、穏やかで優しい心の状態です。

ラジャスは「激しい性質」という意味で、エゴが強くなり、自分の思い通りにしたいと思う攻撃的な心の状態です。要は、イライラしたりワガママな心の状態ということです。

タマスとは「鈍い性質」という意味で、怠惰でどんよりとした心の状態ですが、簡単に言うならやる気がなくて、暗い心の状態のことを指します。

食べ物には、このサットヴァ・ラジャス・タマスの性質があり、その性質のものを食べると、心が影響を受け、よりイライラしたり（ラジャス）、やる気がなくなったり（タマス）するということです。

たとえば、ラジャスが高まる食事とは、肉やアルコール、カフェイン、ニンニクや辛いもの、味の濃い食事です。こういうものを過剰に食べたり飲んだりすると、攻撃的な性格になり、エゴが強くなると言われています。

実際のところ、心の状態を測定することはできませんが、私が食事指導をした方から「肉を食べる頻度を減らしたら、不思議なことにイライラすることが減りました！」と言われることが今まで何度もありました。

私自身も1日2食お肉を食べていた頃より、1日1回以下になった今のほうが、人に対してイライラすることが減ったように思います。

次に、タマスが多い食事というのは、つくってから時間が経った食べ物、レトルト食品や冷凍食品、缶詰などです。つまり、生命エネルギーが感じられないような食事はタマスの性質が増えます。

レトルト食品や冷凍食品は、長期保存を可能にするために少なからず添加物が含まれています。このような添加物は、体内での分解にも負担がかかりますから、未消化物になりやすいです。

また、電子レンジで加熱したものも、タマスになります。

日本では、電子レンジの使用を前提とした専用の食品が販売されるほど身近なものですが、電子レンジが発する電磁波が人体に悪影響を及ぼす可能性も多く議論されており、他の先進国では使用を控えるべきだと主張する人が少なくありません。

そうでなくても電子レンジは短時間で非常に高温で加熱するため、食材の栄養素が破壊され、食べ物の質自体が変化してしまいます。

食感もレンジで加熱した野菜より、鍋で焼いたり蒸した野菜のほうが、食材のみずみずしさが残っているように思います。

つくってから時間が経った食べ物自体がタマスの性質が増えていて、食べると心を怠惰にしますから、つくり置きをレンジでチン、というのはできるだけ控えるのが無難です。

食事が心に与える影響

サットヴァな食事

（心を穏やかに整えるので積極的に摂る）

・できたての食事

・新鮮な野菜や果物

ラジャスな食事

（欲深くなり、イライラや
落ち着きのなさの原因になるので控え目に）

・肉

・アルコール

・カフェイン

・ニンニクや辛いもの

・味の濃い食事

タマスな食事

（怠惰な気持ちにさせたり、
気持ちを暗くするので控え目に）

・古い食べ物

・レトルト食品、缶詰

・冷凍食品

・電子レンジで加熱した食事

食事法を学んでいただく私の講座の生徒さんのほとんどは、もともと職場に持っていくお弁当には常備菜を入れ、家ではつくり置きのものを食べるという生活をしており、レンジも毎日使っていました。

しかし、講座がスタートし、つくり置きの食事を控えて、できたての新鮮な食べ物を食べるように伝えると、最初は「毎回調理をするなんて時間がないから無理！」という反応をするものの、味付けをシンプルにしたり、時間がない時は、切らずにそのまま調理できるスナップエンドウやミニトマトなどの野菜を使うなど工夫をすることで、簡単に毎日調理ができることに気づいてくれます。

何より、つくり置きでない食事は、できたてというだけで非常においしく、毎回の食事が楽しみになったと言ってくれます。

「〜してはいけない」ではなく、「バランスを取る」

ここまで食事について書いてきました。誤解しないでいただきたいのが、「食べてはいけない味」や「食べてはいけないもの」があるわけではないということです。

アーユルヴェーダでは、**健康になるには、「甘味」「塩味」「酸味」「辛味」「苦味」「渋味」の6つの味すべてを摂らなければいけない**と言います。

甘味は、体を滋養し、適度に太らせ、精神を穏やかにします。ですから、まったく摂らないほうが良いわけではありません。

すべてはバランスですから、自分に不足するものは多めに、過剰なものは少なめに、など、バランスを自分で取ることが最も重要なことです。

よく、私との個別面談にいらっしゃる方に、「私が食べてはいけない食品は何ですか？」「食べたほうが良い食品はありますか？」という質問を受けますが、実際のところ、アーユルヴェーダの食事法は「毎日、〇〇を何グラム摂りなさい」というようなものではないのです。むしろ、かなりアバウト。

「あらゆる食べ物をバランス良く摂って、消化に負担がかからないように」というのが最低限のルールですが、他には特に神経質になる必要はありません。むしろ、すべての食事に感謝をして食べれば、どんな食べ物も薬となります。

いただいたものを、「自分に合わないから」と粗末にする必要もありませんし、誰かと一緒に食べる時に、「食べ過ぎてしまった」と罪悪感に悩む必要もないのです。

自然と調和した生活が、最も美しい姿に導いてくれる

アーユルヴェーダの食事を取り入れ、自分の体質に合った食事をしていくと、太り過ぎの人は痩せ、不健康に痩せている人はむしろ健康的にふっくらとします。すでにお伝えした通り、アーユルヴェーダは生まれつきの体質というものを重視しますから、生まれつき痩せ型のほうが健康的である人もいれば、少しふっくらしているほうが健康的な人もいます。女性も男性も、30歳を過ぎると、ただ体重を減らしたいのではなく、メリハリのある健康的な体型や肌を手に入れたいという方が増えます。アーユルヴェーダの食事はそういう方には特に効果的です。

今回は、アーユルヴェーダの食事法の概論をお伝えしましたが、後半で述べた「何を選ぶか」というのは、通常、アーユルヴェーダ医師を志す人が、アーユルヴェーダの医大で6年間かけて学ぶものです。今回は、初心者の方でもわかりやすいよう、細

かい理論の説明は省いて概要だけ伝えています。ですので、きちんと実践したい方は専門家の指導を受けることをお勧めします。

一方、前半の「消化力を高める食べ方」は、食べるタイミングや量を調整するだけなので、一見、非常に簡単そうに思えると思います。

ただ、それを常に続けるという点が一番難しいのです。私自身、アーユルヴェーダの講師をしていますし、その効果もよく実感していますが、それでもつい、実践することを忘れてしまうことがあります。

そんな時には、やはり、効率や時短ではなく、今一度、「日々の食事を楽しむ」「自分を大切にする」ということを思い出してほしいのです。

私たちが食べている食べ物には、生き物の命のエネルギーや、食事を用意してくれた人の「気」が入っています。そのエネルギーをいただくというありがたい気持ちを持つと、食事は栄養という無機質なものではなく、お腹の底から元気を与えてくれるパワーとなります。

おわりに：アーユルヴェーダとは、幸せで健康な人生を長く生きるための知恵である

アーユルヴェーダとは、幸せになるための知恵のこと。心と肉体、魂が綺麗になり喜びに満ち溢れる状態は、私はどんなこともアーユルヴェーダだと思っています。趣味の絵を描いて、目をキラキラ輝かせることもアーユルヴェーダ。おいしいごはんを食べて家族と笑い話をすることもアーユルヴェーダです。

本書で紹介したアーユルヴェーダの習慣は、どれもお金がほとんどかからず、自分の生活の仕方を少し変えるだけで取り入れられるものばかりです。

私たちは、「○○があれば幸せになれる」と、つい、幸せを先延ばしにして生きているように思います。素敵なパートナーがいたら、やりがいのある仕事を見つけたら、あと3キロ痩せたら、顔のシミが取れたら幸せになれるのに……。

私も、アーユルヴェーダに出会う前はそう思っていました。

運命の人がいると信じていたし、天職に出会えば人生がたちまち輝き出すと思っていました。

ですが、幸せは、どんな時も自分の捉え方次第で見つけられると、アーユルヴェーダを通して学びました。

私は、自分という存在を通して、アーユルヴェーダに出会った人から「先生、私、はじめて自分のことを好きって思えました」と言われる瞬間が何よりも嬉しいです。

一生付き合っていく自分自身のことをよく理解して、好きになってあげるのは、何よりも重要なことだと思います。

人は何歳からでも、変わることができます。アーユルヴェーダを通して、今まで積み重ねてきた汚れや疲れを落として、本来持っている自然な綺麗な状態に戻りましょう。

本書の巻末付録に、アーユルヴェーダの体質診断シートをつけました。自分のプラクルティを知り、毒素がたまりやすい生活習慣や食事をできるだけ避けることで美と健康が手に入ります。

ぜひ本書を繰り返しお読みいただき、習慣化するまで、根気よく続けてください。
心も体も美しく健康に、よりキラキラ輝くあなたへと変わっていくことを楽しみにしています。

アカリ・リッピー

巻末付録

あなたに合った
生活習慣がわかる

アーユルヴェーダの体質診断シート

自分の性質を知ると、人生が変わる

アーユルヴェーダのライフスタイルコンサルタントとしてセミナーや個別カウンセリングをする際に、必ず行うのがこのプラクルティ診断、つまり体質診断です。

本来、プラクルティ診断は、政府公認のアーユルヴェーダ医師が脈診や問診により、その人の生まれつきの性質を、ドーシャと呼ばれるエネルギーのバランスによって診断します。

本当はこの体質の見方だけでも1冊の本が書けるような非常に深い技術なのですが、本書では、まず、大まかな傾向を知るためにチェックテストを行っていただきます。

もっと詳しく知りたい方は、専門家からの脈診と問診を受けることをお勧めします。

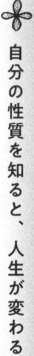

人間の体を自然環境に見立てる

プラクルティの理論を理解するには、自然の一部である人間と自然の間で、「エネルギー交換をしている」ということをまず理解しなければいけません。

たとえば、人は野菜を食べますが、その野菜は大地で育ち土のエネルギーを受け、日光により光（火）のエネルギーを受け、雨を浴びて水のエネルギーを取り入れています。すると、野菜を食べた人間にその土・光（火）・水のエネルギーが野菜を通じて入ったことになります。

食べ物は消化され、運動エネルギーとして発散されたり、排泄物は便や尿、汗、呼気に含まれる水分などとしてまた体外に出されます。すると、排泄物は土に吸収されて、また新しい作物を育てたり、蒸発した水分はやがて雲をつくり、雨となって、また大地に降り注ぐ……というように、自然と人間との間でエネルギーの交換が絶え間なく行われているのです。このことをアーユルヴェーダは、「宇宙と人間は同じである」「宇宙と人間の間でエネルギー交換をしている」と言います。要するに自然の中に見られる、風・火・水・土などの要素が人間の体内にも出たり入ったりしている、という意味です。

そして、この体内にある風・火・水などのエネルギーが、生まれた時に「どんなバランスだったか」によって、生まれつきの性質＝プラクルティが決定されます。主なエネルギーは「風・空要素からなるワータ」「火・水要素からなるピッタ」「水・土要素からなるカパ」の3種類です。

たとえば、風が吹くと洗濯ものが「揺れて」「乾かされて」「冷たく」なりますが、ワータ（空・風）のエネルギーは「運動性」「乾燥性」「冷性」として体内で現象化します。つまり、身体的特徴としては、ちょこちょこ動き回る落ち着きのない人が多く、皮膚が乾燥していたり、冷え性の人が多いということです。

19ページでお伝えしたように、本書では、アーユルヴェーダで一般に使われるワータ（空・風）、ピッタ（火・水）カパ（水・土）というエネルギーの特徴を、それぞれ鳥、虎、アザラシにたとえます。

では、それぞれにどのような特徴があるかは、それぞれの結果のところでお話しするとして、まずは実際にテストをしてみようと思います。

Step-1

以下の質問に「当てはまる」(〇)」「どちらでもない」(△)「当てはまらない」(×)のうち、一番ピンときたものにチェックをつけていきます。

(注)生まれつきの、外部の影響を受けていない状態をチェックしたいので、10歳から20歳くらいまでの時を思い出して当てはまるものにチェックを入れてください。たとえば「歯列矯正で歯並びが変わった」「もともとシャイだったけど、努力して社交的になった」というような後から努力して変えた場合は、変わる前の状態に当てはまるものをチェックしてください。

Step-2

すべてをチェックし終えたら、点数を計算していきます。「〇」を2点、「△」を1点、「×」を0点にして、合計点数をそれぞれ出します。

Step-3

231ページを参考に自分のタイプを出しましょう。

鳥タイプチェック	○	△	×
簡潔に話をするのが苦手で、話題がよく変わる			
体型は痩せ型で、骨も細いほう			
好奇心が旺盛だが、飽きっぽい面もある			
便秘しがちである			
お腹が張りやすく、ガスっぽい			
冷え性で特に手足が冷たくなりやすい			
乾燥肌である			
何もせずにじっと座っているのが苦手			
睡眠が浅く、夢をよく見る			
心配性で、やや臆病なところがある			
皮膚が薄く、手足の静脈がよく見える			
食欲にムラがあり、たくさん食べる時もあれば お腹が減らない時もある			
社交的で新しい環境に馴染むのも早い			
体力はないほうだ			
身長は極端に高いか、低いかどちらかだ			

（合計：＿＿＿点）

虎タイプチェック

	○	△	×
自分の意見がはっきりしていて自己主張が強い			
汗っかきで、暑くて湿気の高い気候が苦手			
大便が毎日２回以上あり、下痢になることも多い			
仕事が好きで、長時間働きがちである			
気が短く、小さいことでイライラすることがある			
若白髪や若ハゲが若い頃から目立つ			
胸焼けや口内炎がよく起こる			
ニキビができやすい			
目つきが鋭く目力があり、黙っているとクールに見られることが多い			
冷たい飲み物や食べ物が好き			
ほくろやそばかすが多い			
目が疲れやすく視力も弱い			
損得勘定で人付き合いを決める			
食欲旺盛でどちらかというと大食いである			
体温が高い			

（合計：＿＿＿点）

アザラシタイプチェック

	○	△	×
脂肪がつきやすく、太りやすい			
色白で、肌はしっとりしている			
食事を抜いても我慢できる			
髪の毛は黒く、量が多い			
寝るのが好きで休日は丸一日寝ていても平気			
骨太である			
歯並びが良く、歯は大きい			
体力はある方で肉体労働もできる			
行動や話し方がゆっくりである			
あまり怒らない			
引っ込み思案でシャイなほうである			
鼻づまりしやすい			
むくみやすい			
食べるのが好きで、食事にはお金をかける			
手首の血管が見えにくく、注射しづらいと言われたことがある			

（合計：＿＿＿点）

タイプ診断

3つのうち1つの項目だけが際立って（5以上）高く、1番高く点数がついたのが、あなたのタイプです。

→ **鳥 or 虎 or アザラシタイプ**

鳥と虎の両方の点数が、アザラシの点数より高く（アザラシより5以上）、なおかつ鳥と虎の点差が3～4以内の場合（鳥と虎の点差が5以上開いている場合、上記の3タイプのうち高い点数のタイプを選ぶ）

→ **鳥×虎複合タイプ**

鳥とアザラシの両方の点数が、虎の点数より高く（虎より5以上）、なおかつ鳥とアザラシの点差が3～4以内の場合。（鳥とアザラシの点差が5以上開いている場合、上記の3タイプのうち高い点数を選ぶ）

→ **鳥×アザラシ複合タイプ**

虎とアザラシの両方の点数が、鳥の点数より高く（鳥より5以上）、なおかつ虎とアザラシの点差が3～4以内の場合（虎とアザラシの点差が5以上開いている場合、上記の3タイプのうち高い点数のタイプを選ぶ）。

→ **虎×アザラシ複合タイプ**

上記に当てはまらず、すべてが同じくらいの点数で差が少ない（2～3点くらい）場合

→ **宇宙人タイプ**

あなたのタイプは

鳥タイプ

肉体…細身、体重が軽い、乾燥肌、身長は高いか低いかどちらかの極端、冷え性、体に対して手足や顔の大きさなどパーツが大きかったり、小さかったりする。

性格…動くのが好きで予定をたくさん入れる、じっとしているのが辛い、社交的ではじめて話す人とも気軽に話せる、急に理由なく不安になる時がある、心配性。

このタイプの人のよくある不調…便秘、冷え性、不眠、頻尿、乾燥肌、乾燥した髪、シワ、お腹の張り、神経のしびれ、大腸の病気、腎臓の病気、関節痛。

✕これをすると毒素がたまるNG行動

✵【間食】

間食をたくさんすると、体内で未消化の食べ物がたまり、毒素になります。このタイプは消化力が生まれつき弱いので、1日4食以上を摂るべきではありません。

食間の時間をしっかり取り、消化のための時間を確保することが大切です。

また、食欲にムラがある人が多いのですが、決まった時間に食べることで体への負担を減らすことができます。

食事の時間が不規則だと体は「次の食事がいつ来るんだろう」と、気が休まる時がありません。1日3食、栄養のあるものをしっかり食べることが重要です。

✵【生野菜サラダを食べる】

生まれつき皮下脂肪がつきにくく、体が冷えやすいです。そのため飲食するものはできるだけ加熱調理したものを選ぶべきです。

サラダを食べても良いですが、サラダを食べる回数より、温野菜を食べる回数のほうが多くなるようにします。飲み物も氷が入った飲み物は夏でも避けるべきです。冬は白湯が最も良いですが、飲み物は少なくとも常温以上の温度で飲むようにすると良いでしょう。

【睡眠不足】

このタイプの人は体力があまりないほうなので、睡眠時間の理想の長さは8時間です。眠りが浅く、悪夢を見る人も多いので、寝る30分前にはスマートフォンを触るのをやめ、テレビやパソコンも消し、静かな部屋でストレッチをしたり、温かい飲み物をゆっくり飲んで寝る準備をします。

【移動のしすぎ】

長距離移動をすると、非常に疲れて、不眠、乾燥、頭痛、便秘などの不調が出ます。仕事の場合はやむを得ないですが、移動が多かった週は、休日は1日家でじっとしているなど、移動しすぎないように気をつけます。

【糖質制限】

生まれつき、筋肉も脂肪もつきにくく、骨も細いほうなので、エネルギー源である糖質を制限すると体力がかなり低下します。また、糖質制限をすると肉食が増える傾向がありますが、消化力が強いほうではないので、肉食中心の食事は消化不良を起こし体内に毒素をつくりやすいです。穀物・野菜を中心に肉類も食べる、というバランスの良い食事がお勧めです。

【朝食のパン】

このタイプの人は乾燥しやすいので、調理法はできるだけ水分や油分がある調理法がお勧めです。パンは乾燥性が強く、消化力がまだ弱い朝の時間に食べるのは避けたほうが無難です。その代わりパン食はたまにして、白米・玄米をメインにするようにしましょう。

あなたのタイプは

虎タイプ

肉体…中肉中背、身長は平均的、やや筋肉質、肌はニキビや赤みができやすく、ややオイリー、体温は高めで汗っかき、顔のパーツは左右対称で目つきが鋭い。

性格…行動力がある、頭脳明晰、計算高く、損得で物事を判断することが多い、言いたいことは主張する、怒りやすく小さなことでイライラする、負けず嫌いで人から命令されるのを嫌う、情熱的な面もある。

このタイプの人のよくある不調…下痢、火照り、ニキビ肌、若白髪、若ハゲ、イライラ、疲れ目、視力が悪い、胃の病気、皮膚の病気。

✕これをすると毒素がたまるNG行動

【食べ過ぎ】

消化力が強く、たくさん食べても胃もたれを起こすことがないので、つい、食べ過ぎてしまうことがあります。また、ストレスによるドカ食いをしやすいタイプなので、特にイライラしている時は必要以上に食べ過ぎていないか、冷静に自分を観察すると良いでしょう。

【ラーメンを食べる】

辛いものや揚げ物など、胃に刺激がある食べ物を好む傾向があります。ですが、辛い食べ物も、揚げ物も、どちらも火のエネルギーを悪化させるので食べる回数を減らすようにしましょう。

特に気をつけるのは揚げ物、ファストフード、ラーメン、中華料理など、油とにんにく・スパイスをたくさん使った料理です。そのような料理を食べる回数を減らしたり、自分でつくる場合は油の量とにんにくを控えめにします。

そして青野菜が毒性を中和するので、揚げ物やラーメンなどを食べる時はコマツナやホウレン草、ピーマン、キャベツなど、葉野菜も合わせてたっぷり食べるようにします。

☀【ワーカホリック】

仕事中毒の人をワーカホリックといいますが、このタイプの人は仕事好きで、休みの日も仕事をしたいと思う人が多いです。しかし、脳が強い緊張状態にあることが長く続くと、頭に熱がのぼります。すると火のエネルギーが過剰になって起こる不調、たとえば、頭痛、目の疲れ、若白髪、若ハゲの原因になります。

まずこのタイプの人が覚えていなければいけない言葉は「まぁ、いいか」です。完璧主義をやめ、他人や自分に厳しく接することをやめ、調和と秩序をテーマに仕事をしなければいけません。

休むことも仕事のうち、と思ってはじめて休むことを受け入れるようなタイプです。

特に目が疲れやすく、パソコンやスマートフォンの画面を長時間眺める仕事は、体内に毒素をつくります。目が疲れたらコットンにローズウォーターをスプレーした即席アイパックで目をクールダウンさせ、目を休ませましょう。

☀【塩分の摂り過ぎ】

味の濃い食事を好む傾向がありますが、このタイプの人は血がドロドロになりやすいため、塩分を摂り過ぎないよう、味の濃いものを避けるべきです。特に外食すると味付けが濃いものがほとんどなので、自炊をして味が濃くなり過ぎないように気をつけるだけで、味の濃いものをそれほど欲しなくなります。

☀【朝食のソーセージやベーコン】

加工された動物性食品は、血液を汚し、ニキビ、口内炎、下痢、扁桃腺の腫れ、薄毛の原因になります。どうしても食べたい場合は昼食として食べ、朝と夜は控えます。

またこのタイプは、肉でタンパク質を摂るよりも、豆や牛乳、豆乳などでタンパク質を摂るのが向いています。特に肉の中でも牛肉と豚肉を食べる回数を減らし、鶏肉・魚・豆・卵・牛乳・豆乳でタンパク質を摂るようにしましょう。

あなたのタイプは

アザラシタイプ

肉体…ぽっちゃり、グラマー、身長は平均的、色白でしっとりした肌、骨が太く、血管があまり見えない、体温は低めで、丸顔、髪の毛やまつ毛の量が多い。

性格…マイペースでおっとり、奥手でシャイ、家で過ごすことが好きで、変化や刺激は求めない、変化を恐れる傾向があり、現在の持ち物や地位に執着する傾向がある。

このタイプの人のよくある不調…肥満、冷え性、むくみ、鼻づまり、だるさ、眠気、糖尿病。

×これをすると毒素がたまるNG行動

【乳製品を食べる】

このタイプの人が最も毒素がたまるのが乳製品です。牛乳、チーズ、クリーム、バターなど乳製品からできたものはすべて脂質が多く、消化に負担がかかるので、太りやすく脂肪がつきやすいアザラシタイプは避けたい食べ物です。しかし、皮肉なことにアザラシタイプの人は乳製品を好む傾向があるので、我慢し過ぎず、回数を減らしたり、1回に食べる量を減らすのがお勧めです。

また、もし食べるなら消化力が高い昼食の時間帯に食べると良いです。デザートを選ぶなら、カスタードクリーム系、アイスクリームなど乳製品を多く使ったデザートを避け、ダークチョコレートや、フルーツ、アップルパイなど乳製品以外のものを選びましょう。

【白砂糖や精製小麦を使う】

白砂糖と精製小麦はアザラシタイプの体を冷やし、体重を増加させ、鼻づまりや皮膚のかゆみを引き起こします。自炊をする時も外食をする時も、味付けに砂糖を使うことは控え、材料も小麦を避け、そば粉や豆の粉で代用すると良いです。パンよりは玄米、白砂糖よりはみりんがお勧めですが、食べたい時は消化力の高い昼ごはんの時間に食べたり、量を少量にしておくと良いでしょう。

【1日3食】

消化のスピードが遅いタイプなので、家族やまわりに合わせて同じ量を同じ時間に食べると、まだ消化しきっていない、お腹が減っていない状態で食べている場合が多いです。するとまだ前の食事が消化されていないのに、次の食事が胃に入ってきて、未消化の食べ物がどんどん体内にたまっていくので、太るし、毒素がたまります。座り仕事など、運動量が少ない方であれば1日2食でも十分です。

このタイプの人は、お腹が減っていない時は食べない、というふうに決めると良いです。家族がいて食べる時間が決まっている場合は、1回の食事で食べる量を減らすなど、次の食事の時間にはお腹が減るように調整しましょう。

【昼寝】

寝るのが好きで休みの日は寝られるだけ寝ていたり、家から一歩も出ないで過ごす人が多いのですが、アザラシタイプの人はもともと体力があるので、ずっと寝ているとエネルギーを余らせ、逆に体がだるくなっていきます。

休みの日でも早起きをし、外出する予定をつくったり、ジムに行って運動して汗をかくと良いです。アザラシタイプの一番良い健康法は、「汗をかくまで運動すること」。

1日10分でも運動する習慣を持つと良いです。

【塩分の摂り過ぎ】

むくみやすい体質なので塩分の濃い食事は下半身や顔を太らせます。葉野菜やきゅうりなど、苦味野菜を摂って余分な水分を体外へ排泄するようにしましょう。

【朝食のヨーグルト】

消化が遅いアザラシタイプは、朝になってもまだお腹が減っていない人が多いようです。その場合、無理して食べる必要はありません。朝食を抜いて11時頃に早めの昼食としても良いです。

朝食を抜く場合、その反動で夕食の量が多くならないようにします。あくまで一番量が多いのは昼食にします。そして、朝食に最も避けるべきはヨーグルトやチーズです。

アザラシタイプは乳製品で体が冷え、脂肪ができるので、乳製品を朝に食べるのは良くありません。食べるなら温野菜中心にすること。

あなたのタイプは

鳥×虎複合タイプ

肉体…痩せ型だが鳥タイプより筋肉がある、鳥タイプより体温も高く、消化力もある。

性格…鳥の動くのが好きな性質と、虎の行動力が合わさり、チャレンジ精神旺盛なタイプ、社交的だが虎タイプのように頭脳明晰で計算高い部分もある。

このタイプの人のよくある不調…鳥タイプと虎タイプ、どちらに傾くかによって、より傾いたほうのタイプの不調が出る。

×これをすると毒素がたまるNG行動

【辛いものの食べ過ぎ】

鳥タイプも虎タイプも、辛いものを食べると毒素がたまります。唐辛子を使う辛い食べ物はできるだけ避け、野菜中心に、刺激的な味付けを避けると良いです。揚げ物もあまり体質に合わないので食べる回数を減らすと良いです。

【予定を詰めすぎる】

虎タイプも鳥タイプも、予定をたくさん入れて、あれこれ動き回るのを好みます。しかしほどほどで休むことが苦手なので、つい、体調を崩すまで無理をしてしまう傾向があります。1日のうちに必ず静かに座り、目を閉じて、じっとしている瞑想の時間を取りましょう。

特にこのタイプの人は1箇所に黙って座っているのが苦手ですが、頭と体を休める時間を取ることで残りの時間のパフォーマンスが上がるので、ぜひ取り入れてほしい習慣です。

あなたのタイプは

鳥×アザラシ複合タイプ

肉体と性格…痩せ型の鳥タイプと、太りやすいアザラシタイプの複合タイプなので判断が難しい。普通、鳥タイプの痩せた体に、アザラシタイプのおっとりした性格が合わさったような人か、アザラシタイプが優勢の場合は体格はがっしりしているけど、それほど太りやすくなく、鳥タイプのような社交的な性格をしている。

特に注意すべきは、体が非常に冷えやすく、消化力も弱いこと。

このタイプの人のよくある不調…鳥タイプとアザラシタイプ、どちらに傾くかによって、より傾いたほうのタイプの不調が出るが、いずれにせよ冷え性、むくみ、消化力が弱いことに悩みやすい。

×これをすると毒素がたまるNG行動

【体を冷やすことすべて】

冷えに弱い性質なので、冷たい飲み物・食べ物の飲食はできるだけ避けたほうが良いです。衣服もできるだけ薄着を避け、首・手首・足首の三首は夏でも温めます。白砂糖と精製小麦はどちらの性質も悪化させるので、料理では使わないようにします。

【急いで食べること】

消化力が弱いので、噛まずに急いで食べるとうまく消化されず毒素になりやすいです。加熱調理した温かい食べ物をゆっくり、リラックスして食べると良いです。

【優柔不断】

不安から選択を迷う鳥タイプと、判断が遅いアザラシタイプの両方の性質を持つので、優柔不断になりやすいです。自分が優柔不断であることを自覚し、人にアドバイスをもらう時はアドバイス通りにちゃんと行動しましょう。

あなたの
タイプ
は

虎×アザラシ複合タイプ

肉体と性格…虎タイプの筋肉のつきやすさと、アザラシタイプの骨太で脂肪がつきやすいタイプが合わさり、筋骨隆々としたスポーツマンタイプの肉体、体力に非常に恵まれています。性格はアザラシタイプの忍耐力や穏やかさもあるが、虎タイプの激しさや怒りもあります。

このタイプの人のよくある不調…虎タイプとアザラシタイプ、どちらに傾くかによって、より傾いたほうのタイプの不調が出ます。

×これをすると毒素がたまるNG行動

✡【食べ過ぎ】

虎タイプの大食いな面と、アザラシタイプの食べることが好きな面が合わさって、ついたくさん食べてしまうのが心配です。どちらかというと太りやすいタイプなので、食べたらよく動くことをルールにしましょう。

✡【塩分と揚げ物】

どちらのタイプも濃い塩分と油との相性が悪いので、できるだけ揚げ物を避け、味の濃い食べ物も控えます。自炊で薄い味付けの和食にすると、体の調子も良くなります。

✡【プロテインと肉】

筋骨隆々になりたければ良いのですが、ただでさえ筋肉も脂肪もつきやすいタイプなので、肉やプロテインを積極的に摂ると、筋肉と脂肪でどんどん見た目がたくましくなります。

健康的に代謝と排泄を行うならば、野菜を中心に穀物を食べ、肉類は控えめに食べましょう。特に牛肉と豚肉は食べなくても良いくらいです（鶏肉は比較的消化に負担がないので可とします）。野菜や卵、豆製品からも十分タンパク質が摂れます。

✵【人に厳しくしない】

このタイプはもともと体力もあり、体格に恵まれ、頭脳も明晰で忍耐力もあるので、周囲の人より、何でも飲み込みが早く、すぐに結果を出せるということが多いタイプです。ですので、つい、人に自分と同じペースで仕事をすることを求めて、まわりを疲弊させているかもしれません。

相手を批判的に見てダメな点に目を向けるのではなく、できているところを褒めてあげるようにすると、人間関係のストレスが減ります。

あなたのタイプは

宇宙人タイプ

肉体と性格…風・火・水と土と、すべてのエネルギーを同じくらいのバランスで持っているので、一見、どの体質なのか、外見や性格の特徴からはわかりにくいです。また、すべてのエネルギーが偏りなくあるので、非常に健康に恵まれ、性格は鳥、虎、アザラシすべての面を少しずつ持ちあわせているのも特徴です。エネルギーのバランスが取れている時は理想的な健康、免疫力、長寿に恵まれますが、この性質を生まれ持っている人は、稀です。もしこのタイプになった場合は、もう一度、回答したテストを家族などに見てもらい、回答が正しいかチェックしてもらうと良いでしょう。

このタイプの人のよくある不調…すべてのエネルギーがあるため、不調の出方に特徴的なパターンはなく、乱れたエネルギーに関係する不調が出ます。たとえば、鳥タイプのエネルギーが乱れれば便秘や冷え性になりますが、後天的なもので、生まれつき便秘や冷え性になりやすいわけではありません。バランスを崩すと、すべてのエネルギーのバランスを取らなければいけないので、すべてのタイプを参考にしながら、乱れているエネルギーを一つひとつ鎮静していく必要があります。

×これをすると毒素がたまるNG行動

すべてのエネルギーがバランスよくあるため、特に際立って苦手な食べ物や、体調が悪くなる習慣はなく、人それぞれです。基本的には、伝統的日本食である「ま、ご、わ、や、さ、し、い」を摂ると良いです。まごわやさしいとは、豆類、ゴマ（種子類）、わかめ（海藻類）、野菜、魚、しいたけ（きのこ類）、芋類のことです。また消化に悪い食べ方を避けます。牛肉を控え、鶏肉や魚、卵を中心に食べましょう。生活ではよく休養をとり、瞑想も行いましょう。このタイプの人は、鳥・虎・アザラシのそれぞれの「よくある不調」の項目を読んでみてください。そして、その中に自分に当てはまる不調がある場合は、まずはそのエネルギータイプの過ごし方を実践することで乱れたエネルギーを鎮静できます。

アーユルヴェーダが教《おし》える
せかいいち心地《ここち》よい こころとからだの磨《みが》き方《かた》

著　者――アカリ・リッピー（あかり・りっぴー）
発行者――押鐘太陽
発行所――株式会社三笠書房
〒102-0072 東京都千代田区飯田橋3-3-1
電話：(03)5226-5734（営業部）
：(03)5226-5731（編集部）
https://www.mikasashobo.co.jp
印　刷――誠宏印刷
製　本――若林製本工場

編集責任者　本田裕子
ISBN978-4-8379-2840-9 C0030